U0344090

清华大学优秀博士学位论文丛书

心肌细胞驱动的能量收集器及超高压电性纳米纤维研究

刘霞 著 Liu Xia

Cardiomyocyte-Driven Energy Harvester
and Ultrahighly Piezoelectric Nanofibers

清华大学出版社
北 京

内 容 简 介

随着信息科学与生物医学的发展与结合,可植入式器件的研究给体内检测和治疗带来了希望。可植入式器件应用广泛,可用于体内生理生化参数的监测、疾病的诊断和治疗以及器官移植等方面。然而,体内可植入式器件的寿命在一定程度上受限于电池的供电时间,最理想的体内供能方案是将体内的能量转换,并收集为可利用的电能。本书围绕心肌细胞驱动的压电纳米纤维能量收集器的概念、设计、方法和制备,以及超高压电性纳米纤维的压电机理、设计和模型建立等,开展了详细深入的科学研究工作。

图书在版编目(CIP)数据

心肌细胞驱动的能量收集器及超高压电性纳米纤维研究/刘霞著. —北京:清华大学出版社,2019
(清华大学优秀博士学位论文丛书)
ISBN 978-7-302-53059-6

Ⅰ.①心…　Ⅱ.①刘…　Ⅲ.①纳米材料-应用-心脏起搏器-研究　Ⅳ.①R318.11

中国版本图书馆 CIP 数据核字(2019)第 122758 号

责任编辑:王　倩
封面设计:傅瑞学
责任校对:赵丽敏
责任印制:丛怀宇

出版发行:清华大学出版社
　　　　　网　　址:http://www.tup.com.cn,　http://www.wqbook.com
　　　　　地　　址:北京清华大学学研大厦 A 座　　邮　　编:100084
　　　　　社 总 机:010-62770175　　　　　　　　邮　　购:010-62786544
　　　　　投稿与读者服务:010-62776969,c-service@tup.tsinghua.edu.cn
　　　　　质量反馈:010-62772015,zhiliang@tup.tsinghua.edu.cn
印 刷 者:三河市铭诚印务有限公司
装 订 者:三河市启晨纸制品加工有限公司
经　　销:全国新华书店
开　　本:155mm×235mm　　印　张:10.5　　字　数:177 千字
版　　次:2019 年 8 月第 1 版　　　　　　印　次:2019 年 8 月第 1 次印刷
定　　价:99.00 元

产品编号:081675-01

一流博士生教育
体现一流大学人才培养的高度(代丛书序)

  人才培养是大学的根本任务。只有培养出一流人才的高校,才能够成为世界一流大学。本科教育是培养一流人才最重要的基础,是一流大学的底色,体现了学校的传统和特色。博士生教育是学历教育的最高层次,体现出一所大学人才培养的高度,代表着一个国家的人才培养水平。清华大学正在全面推进综合改革,深化教育教学改革,探索建立完善的博士生选拔培养机制,不断提升博士生培养质量。

学术精神的培养是博士生教育的根本

  学术精神是大学精神的重要组成部分,是学者与学术群体在学术活动中坚守的价值准则。大学对学术精神的追求,反映了一所大学对学术的重视、对真理的热爱和对功利性目标的摒弃。博士生教育要培养有志于追求学术的人,其根本在于学术精神的培养。

  无论古今中外,博士这一称号都是和学问、学术紧密联系在一起,和知识探索密切相关。我国的博士一词起源于2000多年前的战国时期,是一种学官名。博士任职者负责保管文献档案、编撰著述,须知识渊博并负有传授学问的职责。东汉学者应劭在《汉官仪》中写道:"博者,通博古今;士者,辩于然否。"后来,人们逐渐把精通某种职业的专门人才称为博士。博士作为一种学位,最早产生于12世纪,最初它是加入教师行会的一种资格证书。19世纪初,德国柏林大学成立,其哲学院取代了以往神学院在大学中的地位,在大学发展的历史上首次产生了由哲学院授予的哲学博士学位,并赋予了哲学博士深层次的教育内涵,即推崇学术自由、创造新知识。哲学博士的设立标志着现代博士生教育的开端,博士则被定义为独立从事学术研究、具备创造新知识能力的人,是学术精神的传承者和光大者。

本文首发于《光明日报》,2017年12月5日。

博士生学习期间是培养学术精神最重要的阶段。博士生需要接受严谨的学术训练,开展深入的学术研究,并通过发表学术论文、参与学术活动及博士论文答辩等环节,证明自身的学术能力。更重要的是,博士生要培养学术志趣,把对学术的热爱融入生命之中,把捍卫真理作为毕生的追求。博士生更要学会如何面对干扰和诱惑,远离功利,保持安静、从容的心态。学术精神特别是其中所蕴含的科学理性精神、学术奉献精神不仅对博士生未来的学术事业至关重要,对博士生一生的发展都大有裨益。

独创性和批判性思维是博士生最重要的素质

博士生需要具备很多素质,包括逻辑推理、言语表达、沟通协作等,但是最重要的素质是独创性和批判性思维。

学术重视传承,但更看重突破和创新。博士生作为学术事业的后备力量,要立志于追求独创性。独创意味着独立和创造,没有独立精神,往往很难产生创造性的成果。1929 年 6 月 3 日,在清华大学国学院导师王国维逝世二周年之际,国学院师生为纪念这位杰出的学者,募款修造"海宁王静安先生纪念碑",同为国学院导师的陈寅恪先生撰写了碑铭,其中写道:"先生之著述,或有时而不章;先生之学说,或有时而可商;惟此独立之精神,自由之思想,历千万祀,与天壤而同久,共三光而永光。"这是对于一位学者的极高评价。中国著名的史学家、文学家司马迁所讲的"究天人之际,通古今之变,成一家之言"也是强调要在古今贯通中形成自己独立的见解,并努力达到新的高度。博士生应该以"独立之精神、自由之思想"来要求自己,不断创造新的学术成果。

诺贝尔物理学奖获得者杨振宁先生曾在 20 世纪 80 年代初对到访纽约州立大学石溪分校的 90 多名中国学生、学者提出:"独创性是科学工作者最重要的素质。"杨先生主张做研究的人一定要有独创的精神、独到的见解和独立研究的能力。在科技如此发达的今天,学术上的独创性变得越来越难,也愈加珍贵和重要。博士生要树立敢为天下先的志向,在独创性上下功夫,勇于挑战最前沿的科学问题。

批判性思维是一种遵循逻辑规则、不断质疑和反省的思维方式,具有批判性思维的人勇于挑战自己、敢于挑战权威。批判性思维的缺乏往往被认为是中国学生特有的弱项,也是我们在博士生培养方面存在的一个普遍问题。2001 年,美国卡内基基金会开展了一项"卡内基博士生教育创新计划",针对博士生教育进行调研,并发布了研究报告。该报告指出:在美国和欧洲,培养学生保持批判而质疑的眼光看待自己、同行和导师的观点同样非常不容易,批判性思维的培养必须要成为博士生培养项目的组成部分。

对于博士生而言,批判性思维的养成要从如何面对权威开始。为了鼓励学生质疑学术权威、挑战现有学术范式,培养学生的挑战精神和创新能力,清华大学在 2013 年发起"巅峰对话",由学生自主邀请各学科领域具有国际影响力的学术大师与清华学生同台对话。该活动迄今已经举办了 21期,先后邀请 17 位诺贝尔奖、3 位图灵奖、1 位菲尔兹奖获得者参与对话。诺贝尔化学奖得主巴里·夏普莱斯(Barry Sharpless)在 2013 年 11 月来清华参加"巅峰对话"时,对于清华学生的质疑精神印象深刻。他在接受媒体采访时谈道:"清华的学生无所畏惧,请原谅我的措辞,但他们真的很有胆量。"这是我听到的对清华学生的最高评价,博士生就应该具备这样的勇气和能力。培养批判性思维更难的一层是要有勇气不断否定自己,有一种不断超越自己的精神。爱因斯坦说:"在真理的认识方面,任何以权威自居的人,必将在上帝的嬉笑中垮台。"这句名言应该成为每一位从事学术研究的博士生的箴言。

提高博士生培养质量有赖于构建全方位的博士生教育体系

一流的博士生教育要有一流的教育理念,需要构建全方位的教育体系,把教育理念落实到博士生培养的各个环节中。

在博士生选拔方面,不能简单按考分录取,而是要侧重评价学术志趣和创新潜力。知识结构固然重要,但学术志趣和创新潜力更关键,考分不能完全反映学生的学术潜质。清华大学在经过多年试点探索的基础上,于 2016年开始全面实行博士生招生"申请-审核"制,从原来的按照考试分数招收博士生转变为按科研创新能力、专业学术潜质招收,并给予院系、学科、导师更大的自主权。《清华大学"申请-审核"制实施办法》明晰了导师和院系在考核、遴选和推荐上的权力和职责,同时确定了规范的流程及监管要求。

在博士生指导教师资格确认方面,不能论资排辈,要更看重教师的学术活力及研究工作的前沿性。博士生教育质量的提升关键在于教师,要让更多、更优秀的教师参与到博士生教育中来。清华大学从 2009 年开始探索将博士生导师评定权下放到各学位评定分委员会,允许评聘一部分优秀副教授担任博士生导师。近年来学校在推进教师人事制度改革过程中,明确教研系列助理教授可以独立指导博士生,让富有创造活力的青年教师指导优秀的青年学生,师生相互促进、共同成长。

在促进博士生交流方面,要努力突破学科领域的界限,注重搭建跨学科的平台。跨学科交流是激发博士生学术创造力的重要途径,博士生要努力提升在交叉学科领域开展科研工作的能力。清华大学于2014年创办了"微沙龙"平台,同学们可以通过微信平台随时发布学术话题、寻觅学术伙伴。3年来,博士生参与和发起"微沙龙"12 000多场,参与博士生达38 000多人次。"微沙龙"促进了不同学科学生之间的思想碰撞,激发了同学们的学术志趣。清华于2002年创办了博士生论坛,论坛由同学自己组织,师生共同参与。博士生论坛持续举办了500期,开展了18 000多场学术报告,切实起到了师生互动、教学相长、学科交融、促进交流的作用。学校积极资助博士生到世界一流大学开展交流与合作研究,超过60%的博士生有海外访学经历。清华于2011年设立了发展中国家博士生项目,鼓励学生到发展中国家亲身体验和调研,在全球化背景下研究发展中国家的各类问题。

在博士学位评定方面,权力要进一步下放,学术判断应该由各领域的学者来负责。院系二级学术单位应该在评定博士论文水平上拥有更多的权力,也应担负更多的责任。清华大学从2015年开始把学位论文的评审职责授权给各学位评定分委员会,学位论文质量和学位评审过程主要由各学位分委员会进行把关,校学位委员会负责学位管理整体工作,负责制度建设和争议事项处理。

全面提高人才培养能力是建设世界一流大学的核心。博士生培养质量的提升是大学办学质量提升的重要标志。我们要高度重视、充分发挥博士生教育的战略性、引领性作用,面向世界、勇于进取,树立自信、保持特色,不断推动一流大学的人才培养迈向新的高度。

清华大学校长

2017 年 12 月 5 日

丛书序二

以学术型人才培养为主的博士生教育,肩负着培养具有国际竞争力的高层次学术创新人才的重任,是国家发展战略的重要组成部分,是清华大学人才培养的重中之重。

作为首批设立研究生院的高校,清华大学自 20 世纪 80 年代初开始,立足国家和社会需要,结合校内实际情况,不断推动博士生教育改革。为了提供适宜博士生成长的学术环境,我校一方面不断地营造浓厚的学术氛围,一方面大力推动培养模式创新探索。我校已多年运行一系列博士生培养专项基金和特色项目,激励博士生潜心学术、锐意创新,提升博士生的国际视野,倡导跨学科研究与交流,不断提升博士生培养质量。

博士生是最具创造力的学术研究新生力量,思维活跃,求真求实。他们在导师的指导下进入本领域研究前沿,吸取本领域最新的研究成果,拓宽人类的认知边界,不断取得创新性成果。这套优秀博士学位论文丛书,不仅是我校博士生研究工作前沿成果的体现,也是我校博士生学术精神传承和光大的体现。

这套丛书的每一篇论文均来自学校新近每年评选的校级优秀博士学位论文。为了鼓励创新,激励优秀的博士生脱颖而出,同时激励导师悉心指导,我校评选校级优秀博士学位论文已有 20 多年。评选出的优秀博士学位论文代表了我校各学科最优秀的博士学位论文的水平。为了传播优秀的博士学位论文成果,更好地推动学术交流与学科建设,促进博士生未来发展和成长,清华大学研究生院与清华大学出版社合作出版这些优秀的博士学位论文。

感谢清华大学出版社,悉心地为每位作者提供专业、细致的写作和出版指导,使这些博士论文以专著方式呈现在读者面前,促进了这些最新的优秀研究成果的快速广泛传播。相信本套丛书的出版可以为国内外各相关领域或交叉领域的在读研究生和科研人员提供有益的参考,为相关学科领域的发展和优秀科研成果的转化起到积极的推动作用。

感谢丛书作者的导师们。这些优秀的博士学位论文,从选题、研究到成文,离不开导师的精心指导。我校优秀的师生导学传统,成就了一项项优秀的研究成果,成就了一大批青年学者,也成就了清华的学术研究。感谢导师们为每篇论文精心撰写序言,帮助读者更好地理解论文。

感谢丛书的作者们。他们优秀的学术成果,连同鲜活的思想、创新的精神、严谨的学风,都为致力于学术研究的后来者树立了榜样。他们本着精益求精的精神,对论文进行了细致的修改完善,使之在具备科学性、前沿性的同时,更具系统性和可读性。

这套丛书涵盖清华众多学科,从论文的选题能够感受到作者们积极参与国家重大战略、社会发展问题、新兴产业创新等的研究热情,能够感受到作者们的国际视野和人文情怀。相信这些年轻作者们勇于承担学术创新重任的社会责任感能够感染和带动越来越多的博士生,将论文书写在祖国的大地上。

祝愿丛书的作者们、读者们和所有从事学术研究的同行们在未来的道路上坚持梦想,百折不挠!在服务国家、奉献社会和造福人类的事业中不断创新,做新时代的引领者。

相信每一位读者在阅读这一本本学术著作的时候,在吸取学术创新成果、享受学术之美的同时,能够将其中所蕴含的科学理性精神和学术奉献精神传播和发扬出去。

清华大学研究生院院长

2018 年 1 月 5 日

摘 要

随着信息科学与生物医学的发展与结合,可植入式器件的研究给体内检测与治疗带来了希望,这种器件可应用于体内生理生化参数的监测、疾病的诊断和治疗,以及器官移植等方面。然而,体内可植入式器件的寿命在一定程度上受限于电池的供电时间与寿命,最理想的体内供能方案是将体内的能量转换或收集为可利用的电能。本书围绕心肌细胞驱动的压电纳米纤维能量收集器的概念、设计、方法和制备,以及超高压电性纳米纤维的压电机理、设计、制备和模型建立等,开展了以下工作。

第一,研究了心肌细胞的收缩机理、体外培养和心肌细胞的协调驱动能力,以及一种纳米纤维引导细胞排布的定向培养方法。

第二,研究了单根聚偏氟乙烯(PVDF)纳米纤维的压电机理,分析了其压电常数的影响因素,并以实验方法研究了单根纳米纤维的压电响应特性和压电循环特性。

第三,研究了压电响应力显微镜(PFM)测量单根纳米纤维压电性的测试方法,解决了 PFM 测试单根压电纳米纤维的关键技术问题,包括衬底材料与待测样品的匹配,扫描探针与待测样品的匹配。

第四,提出了心肌细胞驱动的压电纳米纤维能量收集器概念,建立了将体内生物机械能转换为电能的模型,进行了细胞驱动能量收集器的结构设计、制造和测试,并分析了细胞排布和细胞密度等对器件性能的影响。

第五,研究了提高聚合物纳米纤维压电性的机理,提出了利用二维纳米材料(MWCNT 或 GO)提高 PVDF 压电性的方法。通过二维材料表面大量的 π 电子和表面官能团将 PVDF 材料中非压电性的 α 晶相转变为压电性的 β 晶相,利用二维材料的特定结构以及大比表面积特性大幅提高 PVDF 复合纳米纤维的压电晶相的定向排布程度,使 PVDF/GO 纳米纤维的压电常数 d_{33} 达到 $-110\,\mathrm{pm/V}$,这是 PVDF 纳米纤维的 4 倍多,并且高于其他 PVDF 基微纳米材料的压电性能。基于实验结果和理论分析，建立了具有超高压电性的 PVDF/GO 纳米纤维的芯-壳结构模型，并进行了验证。

关键词：心肌细胞驱动的能量收集器；静电纺丝；聚偏氟乙烯纳米纤维；超高压电性；芯-壳结构模型

Abstract

With the development and combination of information science and biomedical technologies, more promising researches on personal healthcare exist in implantable devices which enable for real-time in-body detection and treatment, diagnosis and therapy of major diseases, and organ transplantation and so on. However, the lifetime of the implantable devices is subject to the time of the power supply from batteries. One of the ideal solutions is to convert the in-body energy into electricity. This dissertation presents the concept, design and fabrication of the *in vitro* cardiomyocyte-driven energy harvester based on aligned piezoelectric nanofibers and the mechanism, design, characterization and modeling of the polymeric nanofibers with ultrahigh piezoelectricity.

The contraction mechanism of cardiomyocytes is presented and the method of the *in vitro* cell culture and isolation is established. The contraction force and actuation of the cardiac cell sheet is analyzed. It is a new cell-pattern method presented here that the patterned nanofiber mat can guide the cardiomyocytes to orientate along the nanofibers.

The mechanism of the piezoelectricity of the electrospun polyvinylidene fluoride (PVDF) nanofibers is presented. The influential factors of the piezoelectric constant are analyzed. The piezoelectric response and looping of the single PVDF nanofibers is experimentally investigated using piezoresponse force microscopy (PFM).

The piezoelectric measurement of the single PVDF nanofibers using PFM is investigated. The key issues during the PFM measurement are solved, including the surface modification of the substrate and matching the PFM tip with the nanofiber sample.

The concept of the *in vitro* cardiomyocyte-driven energy harvester based on aligned piezoelectric nanofibers is proposed. The prototype converting the in-body biomechanical energy into electricity is built. The structure design of the device with high stability is presented. The dependence of the device performance on the cardiomyocyte pattern and cell concentration is analyzed.

The mechanism about improving the piezoelectric properties of the PVDF nanofibers is analyzed and the relative methods are presented. The addition of the nanofillers, such as multiwalled carbon nanotube (MWCNT) and graphene oxide (GO) is employed to facilitate the crystallization and uniaxial orientation of the β-PVDF chains. The presence of electrostatic interaction and/or hydrogen bonding between the oxygen functionalities of GO and PVDF leads to the α- to β-phase transformation. Electrostatic attraction/repulsion between the delocalized π-electrons in GO and the $—CH_2/—CF_2$ dipoles of PVDF anchors the PVDF chains to the GO lamellae. Therefore, the enhancement of the piezoelectric properties of the PVDF/GO nanofibers is contributed by interactions with the GO lamellae and the subsequent mechanical and electrical treatments. The maximum piezoelectric constant (d_{33}) of the PVDF/GO nanofibers is $-110 pm/V$, which is over four times higher than that of the PVDF nanofibers. The $|d_{33}|$ value of the PVDF/GO nanofibers is found to be significantly greater than those of various PVDF-based nanostructures.

The three-dimensional molecular model for the PVDF/GO nanofibers is built to demonstrate the formation of the specific core-shell structure and β-phase crystallinity. In the molecular model, the GO lamellae are aligned along the fiber axis and distribute near the surface of the nanofiber. Under the synergistic effect of mechanical stretching, high-voltage alignment, and chemical interactions, the core-shell structured piezoelectric nanofibers present ultrahigh piezoelectricity and stability.

Key words: cardiomyocyte-driven energy harvester; electrospinning; polyvinylidene fluoride nanofiber; ultrahigh piezoelectricity; core-shell structure model

目　录

第1章 绪 论

1.1 研究背景

随着信息科学与生物医学的发展与结合,可植入式器件(implantable devices)的发展给体内监测与疾病治疗带来了希望,这种器件主要应用于以下几方面:体内生理生化参数的长期监测、某些重大疾病的诊断和治疗以及器官移植等[1-5]。心脏起搏器[6]是植入人体体内,发出有规律的电脉冲使心脏保持跳动的电子器件,已成为临床上应用最广泛的可植入式电子器件之一。此类起搏器和其他可植入体内的电子器件都需要电池来维持工作,而当电池电量即将耗尽时,需要通过外科手术来更换电池。美国著名作家艾萨克·阿西莫夫在科幻小说《奇妙的航程》[7]中写道:在当地手术进程中,用一种超能力将医生变小,然后注入患者的身体中,清除血凝块。虽然在现实生活中,医生不能变小进入患者体内,但是人类的创造力是无限的,目前科学家正在尝试可控药物输送,即在患有突发疾病的患者身体里注入未开启的药物,一旦疾病突发,就立刻开启药物,第一时间实施救治[8],未来的微纳电子器件将被赐予这种力量[9-11]。现代临床医学对心血管疾病的治疗正朝着这个方向发展,而长期稳定的电能供给则是其发展的瓶颈问题之一。综合器件的供能寿命和工作环境等因素,要实现可植入器件在体内长期(或永久)工作,直接从生物体内收集电能无疑是比较有效和便捷的方法[12]。探索体内可利用的机械振动能,利用换能材料将机械能转换为电能,是给体内电子器件供电的新思路[13,14]。

能量转换的实现离不开换能材料,比如压电材料(piezoelectric materials)可以实现机械能到电能的转换[15],其转换原理是在材料上施加机械应力时,两相对表面会分别出现正负电荷,且电荷的多少与应力的大小成比例。因此压电材料是机械能与电能相互转换的桥梁。采用不同的工艺能够制备不同结构和性质的压电材料,不同的压电材料可应用于不同的场合。根据元素结构分类,压电材料分为两大类,无机压电材料和有机压电材料。无机压电材料主要有石英单晶、压电陶瓷和氮化铝(AlN)等;有机压电材料主要有聚偏氟乙烯(PVDF)及其复合聚合物等。根据材料结构分类,压电材料主要分为体材料、膜材料和纤维材料。随着可穿戴器件和便携式设备成为研究热点,柔性压电薄膜材料得到了广泛的研究,比如锆钛酸铅(PZT)薄膜、氧化锌(ZnO)纳米线组成的压电膜、PVDF 压电薄膜、PVDF 纳米纤维组成的压电膜等[16]。其中,PVDF 压电纳米纤维因具有柔韧质轻和稳定性好的天然属性[17]而受到广泛的关注。

在此背景下,本书将研究具有体内应用前景的能量收集器,以及相应的具有生物兼容性和超高压电性的聚合物纳米材料,实现生物体内机械能到电能的高效转换。

1.2　振动能量收集技术概述

能量收集(也称为能量采集)是指通过换能材料、结构设计等将环境中的能量拾取并转换为电能的技术[18]。其能量来源主要包括太阳能、机械能、热能和电磁能等。能量收集作为一项新型供电技术,收集环境中各种形式的能量,并将之转换为电能输出,从而实现电子设备的长期供电。随着可穿戴设备和生物医疗设备的发展,近几年广受关注的是将人体的机械能转换为电能[19]。例如,一位成年人走路时足底压力为 400N 左右,其功率可达到 47W,如果能量转换效率达到 0.1%,理论上有 47mW 的电能可以用来给电子设备供电,由于具有天然可穿戴属性,机械能量收集具有广阔的应用前景[20]。

由于振动在自然环境中普遍存在,目前振动能量收集技术得到了广泛的关注和研究。振动能量收集器是一类能够将振动能转换为电能的器件,具有两方面的功能:一是拾取外界振动,二是实现机械能到电能的转换。按照换能机理的不同,振动能量收集器可分为压电式、电磁式和静电式三类,如表 1.1 所示。压电式能量收集技术具有器件结构简单、功率密度高和加工工艺成熟等特点,可应用在可穿戴设备和可植入式医疗器件中[21]。

表 1.1　三类振动能量收集器的比较

收集器	机理	特点
压电式	利用压电材料的正压电效应将振动能转换为电能	结构简单,压电材料研究较成熟,功率密度较高,加工工艺较成熟,谐振频率较高

续表

收集器	机理	特点
电磁式	利用电磁感应的原理实现振动能转换为电能	磁铁和线圈集成加工难度较大,输出功率较低
静电式	利用驻极体与上下电极之间构成对振动敏感的可变电容	驻极体通过电晕、辐照等方式极化,具有一定的稳定时间,适用于低频

1.3　压电式能量收集器

本节首先介绍压电式能量收集器的概念,然后介绍压电式能量收集器的发展以及在生物方面的应用,尤其是在生物体内的应用,最后讨论生物体内机械能能量收集研究前景。

1.3.1　压电式能量收集器的概念

压电式能量收集器,一般采用如图 1.1 所示的悬臂梁结构或者弯曲结构,利用压电材料的正压电效应,在受到外界拉伸或者压缩作用时将机械能转换为电能,可以作为独立的电源。其能量来源主要包括环境中的机械振动,例如人体运动、交通噪声、桥梁的振动、动物飞行、风、海浪等;还有生物体内的机械能,例如肌肉收缩、脉搏、血液流动、细胞收缩等。在外界力的驱动下,悬臂梁或者衬底结构产生形变,使得压电材料在应力作用下发生电极化,其上、下表面产生正、负电荷,从而在两输出电极之间形成电势差。压电式能量收集器结构简单,主要通过微加工或者组装方法制备。压电材料的研究较为广泛,例如具有高压电性的 PZT 或铌镁酸铅(PMN-PT)压电陶瓷片,以及以单晶片或多晶片方式和电极层组装的悬臂梁结构[22,23]。通常采用与 CMOS 兼容的气相沉积制备 ZnO 纳米线薄膜[24]和溅射工艺制备 AlN

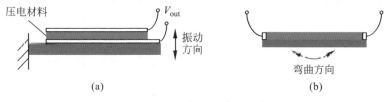

图 1.1　压电式能量收集器示意图

(a) 悬臂梁结构;(b) 弯曲结构

压电薄膜[25]，如图 1.1(a)所示，也可以采用静电纺丝工艺直接在电极对之间制备 PVDF 压电纤维[26]，如图 1.1(b)所示。

1.3.2   压电式能量收集器的研究与应用

压电式能量收集技术是最简单的能量收集途径，无需复杂的几何结构和附加单元，可应用于可穿戴的电子器件、便携式电子设备、自供电系统、无线传感网节点以及体内可植入式电子器件，例如心脏起搏器、体内生物传感器、体内给药等[27]。压电式能量收集技术具有操作简单、无电磁干扰、不发热、无污染、易于实现小型化和集成化等优点，并且能满足低耗能产品的电能需求，成为目前研究的热点之一。例如，基站的无线传感网节点所需的能量功率低于 $100\mu W$，现在的供电方式主要是蓄电池，但其受限于节点尺寸，所使用的电池容量较小，需要定期更换[28,29]。全国范围内无线传感网络节点数量众多、分布范围广、分布环境复杂，更换电池的人工成本很高，尤其对于分布在偏远地区的节点，更换电池的工作很困难。如果可以利用周围环境中的风能或者其他形式的能量来供给，将极大降低基站维护的成本。压电式能量收集器不仅可以实现在能量转换-整流-存储-供电等诸多环节[30]给电子产品供电，还可以用于传感和检测环境中的振动或者声音等[31]。

如何实现能量的收集和供电或者传感呢？例如，为了实现无线网络节点供电，比利时 IMEC 与荷兰 Holst 中心的 Elfrink 等[32]在 2010 年采用微机电系统(MEMS)微加工工艺制备了基于氮化铝压电薄膜的压电式能量收集器，并利用圆片级真空封装降低悬臂梁的阻尼振动，获得了良好的动态稳定性。在 325Hz 和 1.75g 的振动条件下，器件的输出功率峰值为 $85\mu W$。将器件集成在无线传感网络节点上，以及引入管理电路芯片，得到了功耗为 $10\mu W$ 的自驱动无线传感网节点系统，实现了单个能量收集器可以驱动 $1cm^3$ 大小的节点，可以每隔 15s 发送一个信号给接收机。这项工作实现了能量转换-整流-存储-供电等多过程的实用化。

压电式能量收集器除了可以作为给电子器件供电的电源，也可以作为传感器，从电信号中分析环境中的其他信号信息，比如声音检测、蛋白质检测、DNA 检测等。2016 年，美国佐治亚理工学院王中林教授课题组[33]利用单根 ZnO 纳米线检测出低浓度的与免疫缺陷有关的病毒 DNA。首先，他们利用 ssDNA 修饰 ZnO 纳米线表面，复合目标 cDNA；然后，给纳米线一端施加一定应力，使得纳米线发生一定形变，通过检测形变量就可以分析出纳米线上负载的 cDNA 含量。本工作利用气-液-固方法制备出压电半导体

ZnO 纳米线,并将单根纳米线悬空放置在两电极之间。结果显示纳米线的电流输出随着 cDNA 含量的不同而发生明显变化,当给纳米线施加一定应力时,检测灵敏度大大提高。ZnO 纳米线长度约为几百微米,直径为几十纳米到几微米,纳米线具有结构和尺寸上的优势,适用于微量 DNA 检测,可以应用于疾病的早期诊断。

1.3.3　压电式能量收集在人类生活中的研究与应用

随着无线通信技术和医疗技术的进步,电子器件及系统的应用方式产生了深刻的变化。便携式电子产品、植入式医疗器件等无线终端电子器件,已广泛应用于日常生活和医疗诊断与治疗中。这些无线终端便捷的工作方式对器件的供电方式也提出了新的需求,便携式电子产品的频繁充电对其使用便捷程度产生不利影响,电子设备的新应用对电源的持久稳定性也提出了更高要求。以苹果手机为例,苹果手机具有强大的 APP 应用功能,美观的外观设计,以及流畅的用户体验,但手机电池仍然面临着续航时间短的瓶颈问题。如果可以利用人体的运动来给手机充电,将可以做到“手机不离手”,使手机更加便携化。如果能量收集在体外电子设备的应用起到了锦上添花的作用,那么与植入式医疗器件的结合就是天作之合,因为植入式医疗器件的电池更换需要进行外科手术,给患者带来身体损伤,所以植入式医疗器件对可持续电源的需求更加迫切,而能量收集技术可以满足上述需求。

表 1.2 列举了人类典型活动产生的能量[34]。人走路、跳跃、肢体运动等日常活动均可以实现百毫瓦量级的电能,还有人体的肺部呼吸、血液流动等均可以应用在机械能到电能的转换过程中,例如人体肺部呼吸的机械运动功率为 0.14W,理论上单位时间内可以转换为 0.84J 电能;人体血液流动的机械运动功率为 0.93W,理论上单位时间内可以转换为 0.16J 电能。这些简单的活动可以满足一些小功耗电子的能量需求,比如心脏起搏器、体内生物传感器等。

表 1.2　人类典型活动产生的能量

活动	机械能/W	电能/W	每次活动产生的电能/J
步行	67	11~39	18.8
手指打字	12	1.2~3.2	0.226~0.406
上肢活动	3	0.51	2.25
呼气	1	0.17	1.02

活动	机械能/W	电能/W	每次活动产生的电能/J
血液流动	0.93	0.16	0.16
肌肉细胞[35,36]	41J/m^3	—	—

除了需要将活动中的机械能转换为电能,还需要实现电能存储和供电,构成能量收集系统。在 2012 年,王中林教授课题组[37]将极化后的 PVDF 压电薄膜作为压电材料实现机械能到电能的转换,同时 PVDF 薄膜还充当锂电池的隔膜,用于驱动锂离子从阴极运动到阳极,完成锂电池的充电过程,实现了基于 PVDF 压电材料的能量转换模块和锂离子电池的能量储存模块集成。此能量收集系统用于直接收集和储存人走路的机械能。能量收集器的电压峰值达到 395mV,锂电池的电容量达到 0.036μAh。虽然能量收集系统的能量转换效率比较低,但推动了能量收集器走向实用化发展道路。

1.3.4　生物体内压电式能量收集的研究与应用

可植入电子器件的寿命受限于电池的供电时间,例如体内心脏起搏器等无源器件。利用锂电池供电存在定期更换的问题,给无创医疗带来挑战。对于可植入电子器件,最理想的解决方案是将体内的能量转换为可利用的电能,例如将生物化学能转换为电能的生物燃料电池[38,39]和将体内机械能转换为电能的能量收集器[40-43]等。体内能量收集可利用体内的生物化学能(例如葡糖糖、分子氧、ATP 等)和生物机械能(例如心脏跳动、呼吸、血液流动等)等,其中生物化学能的能量转换受环境和酶活性等因素的影响[39]。而随着机械能量收集器的发展,实现体内生物机械能的能量转换模型也得到更进一步的研究,例如利用心脏的跳动使压电材料产生形变,从而产生电能。在 2014 年,美国伊利诺伊大学 Rogers 教授课题组[43]报道了基于 PZT 薄膜的机电转换器件植在牛心脏上,直接将心脏跳动的机械能转换为电能,并且引入整流器和微电池,同时实现电能的存储。由于 PZT 的机电耦合系数高,此能量收集器达到了 2% 的能量转换效率。这项研究在器件原型上实现了将体内生物器官(例如心脏跳动、肺呼吸、膈膜运动)的机械能转换为电能,将来可以在生物兼容性等方面进行深入研究。

压电式能量收集器除了给可植入器件供电外,其本身也可以作为生物传感器。能量收集器的电能输出与生物器官或者细胞的机械运动直接相关,通过分析收集到的电信号可以推断出机械运动的情况。美国普林斯顿大学 McAlpine 教授课题组[44]利用压电式能量收集器研究了单个神经细胞的收缩运动,将单个细胞直接培养在悬空的压电纳米带上,于是细胞的机械运动过程反映在压电材料的电能输出信号上。并进一步地设计了一种柔性的压电式能量收集器贴片,直接上载在肺组织上,可以实时观察肺组织的呼吸过程。

1.3.5 生物体内机械能能量收集研究前景

探索体内可利用的机械能、化学能或者其他形式的能量,利用特定的换能材料将这些能量转换为电能,是给体内电子器件供电最便捷的方案。机械能在体内是无处不在的,比如血液流动、肺呼吸、细胞收缩等。通过收集血液流动的机械能来给可植入器件供电,在心脏某处血管里植入压电式能量收集器,利用流过的血细胞与器件的挤压将机械能转换为电能,供电给维持心脏正常工作的心脏起搏器[34]。

除了体内组织或者血液的机械运动,体内机械能还来自一类特殊的细胞——肌肉细胞。肌肉细胞(如心肌细胞、骨骼肌细胞等)具有收缩特性,是人体活动的动力来源[45-48]。其中,心肌细胞具有突出的机械性能和良好的节律性,单个心肌细胞能产生 $5mN/mm^2$ 的机械应力,并且具备特定的收缩方向。美国哈佛大学 Parker 教授课题组深入研究了心肌细胞受外界环境的影响,在不同微结构的衬底上培养单个心肌细胞,研究表明心肌细胞的形状[49]和相应的频率变化[50]完全受限于接触衬底的微结构,并于 2007 年在 *Science* 上发表了基于心肌细胞薄膜的新型微驱动器的重要研究成果[51]。在体外实验中,二维同向心肌层的机械应力达到 $4mN/mm^2$,可以自发的进行弯曲、游动和移动等运动,体现了心肌细胞在微驱动器、微机器人和微型发电机研究领域上具有广阔的应用前景。Parker 教授课题组于 2012 年在 *Nature Nanotechnology* 上发表了自驱动的仿生水母结构,由与水母形状相同的柔性膜和定向排布的心肌细胞组成,实现了像水母生物一样的仿生运动[52]。

心肌细胞具有周期性的机械振动,理论上最有效的换能方式是压电式。心肌细胞和相应的换能材料相结合,将心肌细胞的机械能转换为电能,实现基于体内机械能的能量转换模型[53]。在 2007 年,日本东京农工大学 Morishima 教授课题组[54]尝试了利用在柔性薄膜上随机排布的心肌细胞驱动 PZT 压电纤维,得到了 100mV 的电压输出,但由于 PZT 材料中的铅元素对细胞具有杀伤性,所以在维持长期的能量转换方面存在挑战。在 2010 年,韩国西江大学 Park 教授课题组[55]设计了微型 PMN-PT 压电光圈,在光圈上培养心肌细胞,通过心肌细胞的收缩运动来驱动光圈结构上下振动,获得了 0.12％的能量转换效率。以上两项研究在概念上实现了心肌细胞机械能到电能的转换,但心肌细胞的随机排布方式分散了细胞的收缩作用,使得细胞驱动合力很小,未来需要进一步研究细胞排布对能量转换的影响。

由于单细胞的定向收缩方式不变,细胞的随机排布方式使得细胞间的收缩力相互抵消,不利于驱动压电材料形变,需从以下两个方面来研究对该问题的解决,一方面,通过研究压电材料(如 PVDF、PZT 等)与细胞排布的界面关系可以得到能量转换的关键因素[56];另一方面,考虑到心肌细胞层的弹性模量,探究柔性的压电材料对提高能量转换效率也有重要意义。基于以上对特定空间排布的心肌细胞层机械特性和柔性压电材料的探究,未来需要研究如何实现心肌细胞层的机械能量输出和压电材料能量转换的最大化匹配,提高心肌细胞驱动的能量收集器的能量输出。

1.4　压电材料的研究与应用

能量转换的实现离不开换能材料的作用,例如压电材料能够实现机械能到电能的转换。压电材料的压电性能决定了压电式能量收集器的性能,通过不同的加工工艺能够得到不同性质的压电材料,从而应用于不同场合。根据压电材料结构的不同,本节将分别对压电体材料、压电膜材料和压电纤维材料的研究与应用进行介绍。

1.4.1　压电材料和压电效应

所谓压电材料,是指当在一定方向上给材料施加机械应力时,其两表面会分别出现正、负电荷,且电荷的多少与应力的大小成比例的材料[57,58]。如图 1.2(a)和(b)所示,当沿一定方向对材料施加一定大小的作用力时,材料在特定方向产生形变,并且偶极子排布方向发生变化,使得材料的正负电荷中心不重合,同时材料表面带电,这种现象称为正压电效应。相反,当给材料施加特定方向的电场,材料也会产生形变,其形变过程随着电场的变化而变化,这种现象称为逆压电效应,压电材料作为机械能与电能之间相互转换的桥梁,这种能量转换的机理就是压电效应,压电效应包括正压电效应和

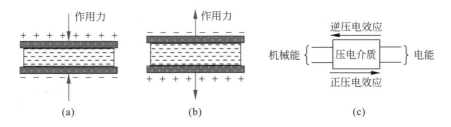

图 1.2　压电效应及其可逆性
(a) 正压电效应；(b) 逆压电效应；(c) 压电效应的可逆性

逆压电效应,如图 1.2(c)所示。生活中也存在压电现象,例如在完全黑暗的环境中,将一块干燥的冰糖用铁锤敲碎,在冰糖破碎的一瞬间,可以看到暗淡的蓝色闪光,这是由于敲击瞬间放电所产生的极化,产生极化的机理就是晶体的压电效应。

压电材料主要分为五类:压电单晶、压电陶瓷、压电聚合物、压电半导体和二维纳米材料,如表 1.3 所示。压电陶瓷的压电性能最好,应用最广泛;压电聚合物具有柔软质轻和机械强度高等特点;压电半导体也得到广泛研究,比如氧化锌纳米线、与 CMOS 加工兼容的 AlN 压电薄膜等。研究发现,近年来,广受关注的二维纳米材料(例如石墨烯、二硫化钼等)具有超高压电性,例如置于二氧化硅表面的石墨烯呈现出超高的压电系数,奇数层的二硫化钼也具有超强的压电响应,并随着层数减少而增强。

表 1.3　压电材料的种类和特性比较

种类	材料	特点	局限性
压电单晶	石英,磷酸二氢铵	机械品质因子高,稳定性高	压电性低,介电常数低,加工尺寸局限
压电陶瓷	锆钛酸铅,钛酸钡	压电性强,易加工成型,介电常数高,可以微加工	生物兼容性差,机械强度较差,稳定性差,电损耗大
压电聚合物	聚偏氟乙烯	柔韧性好,低密度,生物兼容性好,机械强度高	压电常数较低
压电半导体	氧化锌,氮化铝	为 CMOS 微加工兼容	机械强度较差
二维纳米材料	石墨烯,二硫化钼	尺寸小,压电常数高	较难规模化生产

1.4.2　压电体材料的研究与应用

压电体材料主要包括传统的压电陶瓷和石英单晶,广泛应用于大功率换能器和宽带滤波器。例如,压电陶瓷压电性强、介电常数高、易加工成型,但在高频上的应用较少[59-61]。石英等压电单晶压电性弱、介电常数低、加工尺寸局限,但机械品质因子高、稳定性高,多用作标准频率控制的振子、高频狭带通的滤波器、高频高温超声换能器等[62]。

由于压电体材料具有较低的柔韧性,其较难与皮肤、体内组织器官等形成良好的接触,所以压电体材料在微型能量收集器方面的研究较少。为了满足压电器件,特别是高性能和超高频压电器件的需求,人们着力于研究压电薄膜[63,64]和压电纤维[65,66]及其他微纳米压电材料[67-69]。压电薄膜和压电纤维材料具有超薄、质轻和柔软的特点,通常应用于柔性的电子器件,能够与表面形成良好的接触,将体内的机械振动能转换为电能。

1.4.3　压电膜材料的研究与应用

为了实现高性能和高频的压电器件,从 20 世纪 60 年代初人们就开始着力于压电薄膜的研究和发展,主要有硫化锌(ZnS)薄膜、镉(Cd)薄膜、ZnO 薄膜、AlN 薄膜、PVDF 聚合物薄膜、压电陶瓷薄膜等。压电薄膜具有二维结构所具有的优点,体积小、质量轻、工作频率高、易制作多层结构、温度稳定性好等,所以压电薄膜常用于微波器件和声电耦合器件等[70]。随着微电子技术和可穿戴应用等的发展,对压电材料提出了体积小、柔性好、质轻和可集成等要求,从而涌现出大批新型结构的压电薄膜材料[71,72]。

压电陶瓷材料的机械强度较低,较少应用在柔性器件中,但由于压电陶瓷材料的压电性能显著,人们尝试通过微结构设计来提高压电陶瓷薄膜的柔性。在 2010 年,McAlpine 教授课题组[73]报道了将 PZT 压电陶瓷材料应用在柔性能量收集器上。通常,PZT 压电陶瓷材料易碎,很难用在柔性的衬底上,即便如此,科学家们仍在努力实现 PZT 压电陶瓷材料与柔性电子的结合,其根本原因在于 PZT 压电陶瓷材料的压电参数高达 250pm/V 以上,而柔性的 PVDF 聚合物压电材料的压电常数一般在 −26pm/V 左右。McAlpine 教授课题组利用 MOCVD 方法在氧化镁(MgO)衬底上生长 PZT 薄膜,然后进行微图形化,最后转移到聚二甲基硅氧烷(PDMS)柔性衬底上,于是形成了可弯曲的 PZT 微米带阵列。PZT 微米带的压电系数 d_{31} 起初为 50pm/V,当给一定的极化电压(100kV/cm)时,d_{31} 呈现指数增长,当极化时间达到 850min 时, d_{31} 达到 80pm/V。当给器件施加一定频率的压力时,可以得到同一频率变化的电荷密度。

压电陶瓷薄膜材料还可以用于生物体内的能量收集和传感等。在 2014 年,韩国科学技术高级研究院 Lee 教授课题组[74]利用布里奇曼 (Bridgman)法生长 0.72PMN-0.28PT(简称 PMN-PT)晶体,接着在晶体表面溅射金电极,然后通过化学机械抛光(CMP)工艺减薄 PMN-PT 晶体,得到 8.4μm 厚[001]晶相的 PMN-PT 压电薄膜,并在薄膜底面溅射金电极,接着沿着 x 轴方向施加 1.8kV/mm 高压极化,于是得到了金属-绝缘体-金属(MIM)结构的压电结构,最后将压电结构转移到柔性的聚对苯二甲酸乙二醇酯(PET)衬底上,得到了基于 PMN-PT 压电薄膜的压电式能量收集器。将此能量收集器植入到大鼠心脏上,通过心脏的跳动来使 PMN-PT 压电片弯曲,并且反过来将产生的电能应用在心脏上,观察心脏是否有反应,也就是仅依靠能量收集器产生的电信号来刺激心脏跳动,利用心电图(ECG)同步检测心脏的跳动,可以发现由电刺激心脏跳动产生的尖峰。基于 PMN-PT 薄膜的压电式能量收集器仅依靠心脏跳动驱动,输出了 0.223mA 左右电流和 8.2V 左右电压,未来可以利用压电薄膜的并联结构来提高压电输出,最终实现给心脏起搏器直接供电。

与压电陶瓷材料相比,压电聚合物具有优越的柔韧性、质轻和声阻抗易匹配的特点。在 2011 年,美国麦迪逊威斯康星大学 Sun 等[75]报道了利用 PVDF 微米带可以收集呼吸的机械能。首先利用反应离子刻蚀(RIE)工艺减薄压电 PVDF 薄膜,从 26μm 厚度减薄到 11μm,然后在 PVDF 微米带两侧溅射金电极,接着在 70MV/m 的高压电场下极化 5min,极化完成之后,将 PVDF 微米带悬挂在 1cm 深的槽上,将电极连接到测量设备,最后从侧面向槽里通入空气气流并测量器件的电输出。当气流流速为 5m/s 时,微米带产生的开路电压为 6V;当气流流速为 1m/s 时,产生的开路电压低于 0.1V。从而得出,在低速气流下,PVDF 压电薄膜产生的电信号可以持续驱动小型电子手表。

表 1.4 比较了主要的压电膜材料特性、制备方法和应用前景等。PZT 压电膜的压电性能很高,可以广泛应用于大功率换能器和滤波器等。但 PVDF 压电膜的生物兼容性最好、质量轻,更适用于生物应用。AlN 压电膜具有与 CMOS 工艺兼容的特点,通常应用在微谐振器和滤波器中,可以与集成电路集成。一些新型的二维材料具有超高的压电常数,可用于高灵敏的纳米器件中。

表 1.4 用于生物能量收集的压电膜材料

材料种类	特性	制备方法	应用前景
PZT 压电膜	压电常数高,易碎,生物不兼容,质重	溶胶-凝胶法,高温溅射法等	大功率换能器,宽频带滤波器等
AlN 压电膜[76]	压电常数低,与微加工兼容	与 CMOS 兼容的溅射	谐振器,滤波器,集成电路
PVDF 压电膜	压电常数中等,柔软质轻,机械强度高	浇注,机械拉升	传感器,柔性应用
新型的二维材料[77,78]	压电常数很高	化学气相沉积,机械剥离	纳米器件

1.4.4 压电纤维材料的研究与应用

相比较于压电体材料和压电膜材料,压电纤维材料不仅具有压电膜材料柔软质轻、压电性强等优点,还具有纳米尺寸下材料特性的优势,例如纳米纤维(或纳米线、纳米带等)[79]。纳米材料主要具有三方面的独特性质:小尺度效应、表面与界面效应和量子尺寸效应。

以王中林教授研究的 ZnO 纳米线为例,ZnO 纳米线具有半导体材料和压电材料的双重特性。王中林教授发明了世界上首台纳米发电机(nanogenerator)[80,81],用单根 ZnO 纳米线实现了从机械能到电能的转换,为解决微能源问题提供了新的手段。利用这种纳米材料制备出的压电器件,可以将周围的能源如风能、声音、生物机械运动等机械能转换为一定的电压输出,构建出一种全新的、完全由环境能源支持的微纳电子器件。

压电纳米纤维也可以通过组装或者编织的方法制备成压电薄膜。在2011 年,Lee 教授课题组[82]实现了由竖直排布 ZnO 纳米线形成的压电薄膜与石墨烯电极的结合,得到了 $2\mu A/cm^2$ 的输出电流密度,贴在笔上被弯曲后,薄膜的电流输出几乎没有变化。在弯曲状态下,ZnO 纳米线薄膜能够有如此稳定的电流输出,得力于 ZnO 与石墨烯形成了稳定的界面结构。在 2013 年,王中林教授课题组[83]尝试了将竖直排布的 ZnO 阵列膜的一面涂布聚甲基丙烯酸甲酯(PMMA)作为绝缘层,然后溅射电极层,接着将两个相同的结构背靠背的结合在一起,中间用聚苯乙烯(PS)绝缘材料隔开。

这种双压电层的能量收集器可以实现 20V 左右的电压输出和 $8\mu A$ 的电流输出,最大功率密度可以达到 $0.16W/cm^3$。将这种能量收集器贴附在人眼角,用于测试人眨眼运动,可以收集到 0.2V 电压和 2nA 电流。将这种能量收集器运用于收集人走路的机械能,可以获得最大的输出电压 3.2V 和电流 195nA。

压电纳米纤维的研究与应用不仅加速了可穿戴式设备的发展,也应用到生物医疗检测和治疗领域。近十多年来,有一类压电纳米纤维随着加工工艺的发展得到人们广泛的关注和研究,这就是电纺压电纳米纤维。

在 2010 年,加州大学伯克利分校林立伟教授课题组[84]实现了基于单根 PVDF 压电纳米纤维的能量收集器。利用近场静电纺丝工艺在两电极之间的 PET 衬底上直写 PVDF 纳米纤维。当衬底被反复地弯曲,能量收集器可以产生 $5\sim30mV$ 电压和 $0.5\sim3nA$ 电流。相比于基于 PVDF 膜的能量收集器,这种能量收集器的能量转换效率提高了一个数量级。静电纺丝工艺可以实现纤维的定位和图案化,更吸引人的是由于近场静电纺丝制备过程中,高压针尖和衬底的间距在 1cm 左右,于是在刚形成的纤维两侧形成了高压电场,同时对纤维进行极化,得到具有一定压电性能的 PVDF 纳米纤维。在 2012 年,林立伟教授课题组尝试了利用串联或者并联的纳米纤维阵列来实现更高的电压或者电流输出,利用二维移动平台来控制收集装置的运动,实现了特定排布的纳米纤维阵列。为了减小电阻,采用了叉指电极作为纤维的收集装置,仅使用 50 根定向排布的纳米纤维和 10 对电极,就可以收集到 30nA 的电流。

随后静电纺丝 PVDF 压电纳米纤维得到了在压电式能量收集器上的广泛应用。在 2011 年,澳大利亚迪肯大学 Lin 教授课题组[85]利用静电纺丝方法制备了随机排布的 PVDF 纳米纤维膜材料,将两电极和纤维膜组装成三明治结构的能量收集器。仅依靠静电纺丝工艺,没有对压电纤维膜进行额外的极化处理,此能量收集器产生了 6V 左右的电压输出和 $4\mu A$ 的电流输出。在 2013 年,香港理工大学 Tao 教授课题组[86]设计和制造了由全纳米纺丝组成的全柔性机械能收集器,其中 PVDF 压电纳米纤维通过静电纺丝方法制备,电极纳米纤维通过传统的拉伸纺丝方法制备,此能量收集器在 1.0Hz 频率和 0.2Pa 压力的条件下产生了 3.4V 电压和 $4.4\mu A$ 电流,并且反复使用一百万次仍保持电能输出的稳定性。接着,在 2013 年,Lin 教授课题组[87]通过改进静电纺丝装置,可以实现 $60\sim70kV$ 的高压电纺,使得静电纺丝和后极化同步进行,制备出的 PVDF 纳米纤维含有更多压电晶相。提高 PVDF 纳米纤维的压电晶相含量还可以通过微纳米结构复合方法，在 2013 年，东华大学 Yu 等[88]通过在静电纺丝前聚体中添加一定量的多壁碳纳米管来提高 PVDF 中压电晶相的电传导，其输出电压提高了两倍。

压电纳米纤维除了可以组装成压电式能量收集器，用作给电子器件供电的电源，还可以作为传感器，从电信号中分析出振动源的信号信息，例如频率和振幅等。在 2016 年，Lin 教授课题组[89]利用电纺 PVDF 纤维网作为声电转换材料，在 PVDF 纤维层两面引入金电极，再用 PET 层固定夹紧。将声音直接穿过 PVDF 纤维网，发现从电极两端可以收集到相同频率的电信号，灵敏度可以达到 266mV/Pa。与商业的 PVDF 压电膜材料相比，PVDF 压电纳米纤维可以实现更高的检测灵敏度，尤其适用于中低频段声音的检测范围。

受限于生物兼容性和压电性能等多方面因素，压电纤维在生物上的应用仍然较少。表 1.5 列出了主要的一维压电材料的压电性和应用前景。由于 PZT 含量降低和制备方法受限等因素，PZT 纤维的压电性比 PZT 薄膜低，而静电纺丝 PVDF 纳米纤维的压电性却比 PVDF 薄膜高。ZnO 纳米线的压电常数比较低，但其具有尺寸小的优势，可以应用在纳米器件和纳米能源中。

表 1.5　用于生物能量收集的压电纤维材料

材料种类	特性	制备方法	研究机构	应用前景
PZT	压电性好，生物兼容性差，机械强度较差	溶胶-凝胶法，静电纺丝	研究很广	能量收集，生物传感
PVDF	柔性，机械强度高，生物兼容	静电纺丝，机械拉升	加州大学伯克利分校，亚迪肯大学	柔性器件，生物医疗
ZnO	压电常数低，单位体积压电性高	气-固-液法	佐治亚理工学院	纳米器件

虽然聚合物纳米纤维的生物兼容性最好，但是聚合物纳米纤维的压电性能还有待提高。提高纳米纤维材料压电性能的主要方式有提高压电 β 晶相含量及其定向排列程度，常用的方法是机械拉升、电场极化、静电纺丝和纳米结构复合等。值得一提的是，静电纺丝不仅是一种纳米纤维加工技术，也是一种压电极化方法，是机械拉升和电场极化的结合，此过程可以极大地

提高纳米纤维的压电性能。表 1.6 列举了基于静电纺丝制备的压电纳米纤维能量收集器的性能比较[90]，得出聚合物纳米纤维的压电性能可以达到压电陶瓷纳米纤维和半导体纳米纤维的压电性能水平。

表 1.6 基于静电纺丝制备的压电纳米纤维能量收集器的性能比较

材料种类	数量	直径/nm	电能输出	参考文献
PZT	单层	60	1.63V	[91]
	单根	100	0.4mV	[92]
	多根	50~150	0.17V	[93]
PVDF	140μm 厚	187	$2\mu A/cm^2$,2.21V	[85]
	单根	500~6500	0.5~3nA,5~30mV	[84]
	单层	1000~2000	30nA,0.2mV	[94]
	单层	600	0.3nA,20mV	[26]
P(VDF-TrFE)	140μm 厚	60~120	400mV	[95]

为了更大程度地提高 PVDF 纳米纤维的压电性能，可以结合两种极化方法，例如机械拉伸与热处理结合。在 2014 年，土耳其毕尔肯大学 Bayindir 教授课题组[96]提出了一种 PVDF 纳米带的制备方法和提高 PVDF 压电性的方法。首先利用聚芳醚砜（PES）包裹 PVDF 厚板，形成一根长直圆柱，然后在高于 PVDF 融化温度的高温条件下，快速拉伸圆柱的一端，利用滚筒收集起来，可以形成几千米长的微米丝带；接着将微米丝带再次包裹在 PES 圆柱中，继续在高温条件下进行机械拉伸，这样可以进一步拉伸微米丝带，降低丝带直径，得到百纳米级的丝带；最后重复第二步的过程，再次降低丝带直径，可以得到几十纳米的丝带。第一步得到的单根微米丝带长度达到千米量级，第二步得到的直径达到百纳米级，第三步得到的直径降到四五十纳米左右。单根纳米丝带的压电常数为 -58.5pm/V。

除了结合机械拉伸和高压极化的极化方法以外，还可以通过与其他材料复合来提高 PVDF 纤维的压电性能。在 2015 年，Kuo 教授课题组[97]利用近场静电纺丝制备了高压电性的 PVDF 和聚-γ-甲基-L-谷氨酸酯（PMLG）复合纤维，利用多种材料表征手段得出近场静电纺丝有助于纤维中偶极子的定向排布，以及提高极限应力和杨氏模量。接着将纤维阵列排布在叉指电极上，形成了柔性的 PVDF/PMLG 纳米纤维能量收集器。这种能量收集器获得的电压输出为 0.019~0.185V，最大的输出功率为 637.81W，能量转换效率达到 3.3%。能量收集器的电压输出随着频率的增大而增大。由于 PVDF 上的—CH_2 基团和 PMLG 上的 C＝O 基团之间的氢键作用,使得 PVDF 的 β 晶相链和 PMLG 的 α 链比例增大,并且形成定向排布,近场静电纺丝的高压极化也有助于聚合物链的定向排布。基于这种 PVDF/PMLG 复合纳米纤维的能量收集器实现了比 PVDF 单体纳米纤维和 PMLG 单体纳米纤维高出三倍以上的能量输出。

另外,还可以结合多种极化方法来提高 PVDF 纳米纤维的压电性能。在 2013 年,韩国国立首尔大学 Jang 教授课题组[98]利用 Ba-H 纳米颗粒复合、高温按压、机械拉伸和高压极化四种极化方法实现了具有一定压电性能的 PVDF 复合纤维薄膜。与 PVDF 复合的纳米颗粒依靠其表面缺陷来引导极性晶相的形成,再通过静电纺丝工艺,制备出 PVDF 复合纳米纤维膜;然后将制备的纤维膜在高温下进行机械按压,可以使得 PVDF 复合纳米纤维中的纳米颗粒按照一定的方向排布,与此同时提高极性晶相的定向排布;接着在纤维膜两表面引入平板电极进行高压极化,同时在水平方向对纤维膜进行反复的机械拉伸,使得机械拉伸和高压极化同步进行,有利于极性晶相的生成和定向排布;最后在纤维膜两表面生长石墨烯薄膜电极,形成了三明治结构的器件。PVDF 复合纳米纤维膜的偶极子排布一致,具有非常高的频响特性,适用于声学器件。

以上三项研究实例介绍了通过物理方法和化学方法可以提高 PVDF 纳米纤维的压电性能,但是对于提高 PVDF 压电性能的机理研究较少。由于 PVDF 纳米纤维的压电特性依然受限于聚合物本身的半晶体结构,压电性能的进一步提升较困难。随着便携式电子设备和可植入器件的应用需求,制备高压电性的聚合物纳米材料成为关键,得到研究者的广泛关注。

1.5　研究意义

基于以上对压电式能量收集器及其在生物体内的研究与应用、心肌细胞的研究和应用,以及对柔性压电材料研究的详细综述,为了实现用高压电性聚合物压电纳米纤维收集生物体内的能量,本书提出了心肌细胞驱动的能量收集器及超高压电性的聚合物纳米纤维研究。

本书的研究意义主要有以下两点。

(1)实现体内心肌细胞收缩机械能转换为电能,即制备心肌细胞驱动的压电纳米纤维能量收集器。由于心肌细胞具有突出的机械性能和节律性,利用压电材料,将细胞的机械能转换为电能,有望为可植入式微纳器件直接供电。

（2）制备具有超高压电性的聚合物纳米纤维。制约压电纳米纤维能量收集器的主要因素是纳米纤维的压电性,而聚合物压电性一直受材料本身半晶化结构的限制,超高压电性聚合物纳米纤维可以极大地提高压电式能量收集器的性能。

1.6　研究内容

本书围绕两个研究目标:一是制备心肌细胞驱动的压电纳米纤维能量收集器,二是制备超高压电性聚合物纳米纤维。研究内容主要包括以下四个部分。

（1）研究心肌细胞的机械收缩机理及定向培养技术。首先介绍心肌细胞的机械收缩机理和体外收缩运动,然后介绍细胞定向培养的方法。

（2）研究压电纳米纤维的压电机理。对压电性能的理论机理和压电性能进行研究,包括纤维晶相结构、压电方向判断、电畴分布和大小、电畴壁尺寸、极化翻转、压电成像、压电电滞回线和压电参数测试。

（3）研究心肌细胞驱动的压电纳米纤维能量收集器。主要包括压电纳米纤维材料引入的优势、纳米纤维制备、器件结构表征、细胞在纳米纤维上的定向排布、细胞-纤维膜释放后的形变和同步电能输出。

（4）研究具有超高压电性的聚合物纤维及其结构模型。概括了压电性提升的方法,研究了复合纳米纤维材料的特定结构和压电特性,建立了具有超高压电性的聚合物纳米纤维结构模型,最后介绍了复合纳米纤维能量收集器的制备和电信号测试。

本书的研究框架如图 1.3 所示,围绕心肌细胞驱动的能量收集器及超高压电性聚合物纳米纤维研究,首先研究心肌细胞收缩机理和压电纤维的压电机理,为心肌细胞驱动的压电纳米纤维能量收集器研究做铺垫。由于能量收集器的电能输出受限于纳米纤维的压电性,进而研究超高压电性聚合物纳米纤维及其应用。本书具体分为七章。

第 1 章介绍选题背景和选题意义。介绍了压电式能量收集器的研究及其应用、不同结构压电材料的压电性能、体内能量收集的应用前景,概括了聚合物纳米纤维的研究意义,并提出本书的研究思路。

第 2 章介绍心肌细胞的机械收缩机理和协调运动。研究了心肌细胞收缩机理、细胞的定向排布方法和心肌细胞成膜的协调驱动运动。

第 3 章介绍电纺聚合物纳米纤维的压电特性。介绍了 PVDF 的压电特性,研究了 PVDF 纳米纤维的制备方法和压电性。

第 4 章介绍心肌细胞驱动的压电纳米纤维能量收集器。提出了生物细胞机械能转换为电能的方法,研究了心肌细胞驱动的能量收集器,还提出了纳米纤维指引细胞排布的方法。

第 5 章讨论超高压电性的聚合物纳米纤维。研究了提高聚合物纳米纤维压电性的方法、影响压电性的参数、电纺复合压电纳米纤维,建立了具有超高压电性的复合纳米纤维结构模型,并用实验进行验证。

第 6 章介绍了复合压电纳米纤维器件。介绍了压电纤维成膜工艺以及压电纤维器件的制备和测试。

第 7 章进行总结和展望,并提炼创新点。

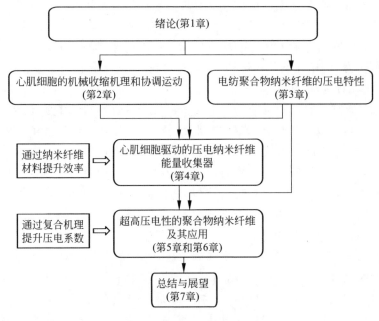

图 1.3　本书的研究内容框架

第 2 章　心肌细胞的机械收缩机理和协调运动

　　心肌细胞的机械收缩特性是基于肌丝滑动机理,在体内复杂的组织系统中可以自发地进行收缩运动,体外培养的心肌细胞是否仍具有自发的机械收缩特性?本章将介绍心肌细胞的机械收缩机理及协调运动,为心肌细胞驱动的能量收集器研究作铺垫。首先,介绍支撑心肌细胞收缩运动的生理特性及肌丝滑动原理;其次,介绍单个心肌细胞的机械收缩运动和收缩力,由于单个心肌细胞的驱动能力较小,同时需要研究特定细胞排布的方法以实现细胞阵列的同步同向收缩;最后,介绍各种排布条件下心肌细胞的收缩协调运动,以及心肌细胞在衬底材料上成膜后的协调驱动能力。

2.1　单个心肌细胞的结构和特性

2.1.1　心肌细胞的结构和机械特性

　　心脏是由左心室、左心房、右心室和右心房四个腔组成,其主要功能是收缩和舒张,维持心脏的泵血功能。心脏主要由心肌构成,心肌的主要功能是在电信号刺激下,进行自主的、有节律的、周期性的收缩和舒张运动,将心室中的血液压入主动脉,输送到全身各个器官。心肌主要由心肌细胞(又称为心肌纤维,cardiac muscle cell,或 cardiomyocyte)组成,心肌细胞通过许多网状结构的成纤维细胞交错连接[99,100]。心肌细胞是心脏器官的结构细胞和功能细胞,也是唯一具有自收缩性的肌肉细胞。

　　心脏的泵血功能依赖于心肌细胞的生理特性。心肌细胞的生理特性包括自律性、兴奋性、传导性和收缩性。其中兴奋性、自律性和传导性是以跨膜电位变化为基础,故属于心肌细胞的电生理特性。兴奋性是指心肌细胞受到外来刺激或由内在变化而产生动作电位的能力;自律性是指心肌细胞在无外来刺激的情况下,依靠本身内在的变化而自发产生节律性兴奋的特性;传导性是指心肌细胞具有向外扩布动作电位的特性,心肌细胞上任何位置产生的兴奋均能沿着心肌细胞膜扩布到整个细胞。心肌细胞的膜电位变化是引起细胞收缩运动的本质因素。收缩性是心肌细胞重要的机械特性,是指心肌细胞对刺激产生收缩反应的性能。心肌细胞的收缩和舒张过程有规律地交替进行,是推动血液循环的动力。

2.1.2　心肌细胞的肌丝滑动原理

心肌细胞的机械收缩特性基于肌丝滑动原理(myofiament sliding theory)。肌丝滑动原理指心肌细胞内具有存在一定重叠的粗肌丝和细肌丝,在兴奋来临时,两肌丝在肌节内会发生相向滑动,使得两者的重叠程度发生变化,而各自的长度不变。

Ca^{2+}是触发心肌细胞肌丝滑行的关键因子。以下描述了详细的心肌细胞收缩和舒张过程[101],细分为七个步骤:

(1)当心肌细胞产生兴奋时,动作电位通过电压门控钙通道激活肌质网,使Ca^{2+}释放,进入细胞;

(2)肌浆中Ca^{2+}浓度升高,并与肌钙蛋白C单位结合;

(3)通过亚单位Ⅰ将结合信息传递给原肌球蛋白,使其双螺旋结构发生变化,暴露出横桥与肌动蛋白的结合位点,并与可逆过程交替出现,为粗肌丝和细肌丝的相对滑动做准备;

(4)肌浆中的Ca^{2+}同时还激活产生三磷酸腺苷(ATP),用于供能;

(5)在横桥与肌动蛋白结合、扭转、解离和再结合的整个过程中,与肌动蛋白相连的细肌丝朝着粗肌丝滑动,于是心肌细胞完成了收缩过程;

(6)当兴奋刺激褪去,肌浆网上的钙泵活动结束后肌浆中Ca^{2+}减少,Ca^{2+}就会从与肌钙蛋白上脱离,原肌球蛋白又回到横桥与肌动蛋白的结合位点,阻挡Ca^{2+}的再结合,完成心肌细胞的舒张过程;

(7)Ca^{2+}被排出细胞,兴奋褪去,动作电位回到初始状态。

心肌细胞又称为心肌纤维,每根心肌纤维是由肌节收缩单元按线性重复排列方式组成的,每个肌节由数百条肌原纤维集合而成。肌原纤维具有带状条纹结构,并由粗肌丝和细肌丝两种结构交替组装而成。粗肌丝的主要成分是肌球蛋白Ⅱ,细肌丝是由肌动蛋白、辅以原肌球蛋白和肌钙蛋白组装而成。粗、细肌丝的相互作用体现在位于粗肌丝表面的肌球蛋白可与位于细肌丝上的肌动蛋白亚基相结合,从而形成衔接粗肌丝与细肌丝的横桥。

心肌细胞的收缩过程由粗、细肌丝的滑动过程体现[102]。当心肌细胞发生收缩运动时,肌动蛋白丝滑向肌球蛋白丝,Ⅰ带和H区域均缩短;当心肌细胞发生舒张运动时,Ⅰ带和H区域又被拉长。当心肌细胞处于收缩状态时,Ⅰ带和H区域缩短,横桥与肌动蛋白的重叠对齐程度很高,于是具有较大的收缩潜力；当心肌细胞处于舒张状态时，由于横桥与肌动蛋白重叠对齐部分的减少，于是具有较小的收缩潜力。如果心肌细胞处于完全缩短状态，横桥与肌动蛋白达到完全重叠，降低了横桥与肌动蛋白对齐的潜能。在此过程中，肌动蛋白丝的滑动是由肌球蛋白横桥发生屈曲（或伸张）而拉动肌动蛋白向靠近（或远离）粗肌丝方向滑动。每个肌球蛋白的屈曲运动仅能产生非常小的位移，当多个肌节串联运动，就有明显的位移变化。综上，参与心肌细胞收缩的相关蛋白有肌动蛋白、肌球蛋白、原肌球蛋白和肌钙蛋白。

2.1.3　单个心肌细胞的体外收缩运动

体外培养的心肌细胞也具有自发节律性和收缩特性，单个心肌细胞的结构和体外收缩运动也为心肌细胞定向培养和协调驱动运动研究提供理论依据。

图 2.1(a)显示了培养在培养皿中的单个心肌细胞，心肌细胞呈现长条矩形形状，长约为 $140\mu m$，宽约为 $25\mu m$；心肌细胞沿着细胞长轴方向自发地进行收缩运动，收缩频率稳定，保持在 $2.5\,Hz$。心肌细胞的厚度随着培养过程的进行而降低，而其铺展面积逐渐增大，并且心肌细胞的两端会与周围心肌细胞发生膜电位传导。可见心肌细胞在体外培养基环境中，也可以完成完整的周期性收缩运动[103]。图 2.1(b)是心肌细胞的荧光染色结果，可以观察到心肌细胞的细胞骨架，包括细胞核（蓝色）和细肌丝上的辅肌动蛋白（绿色）。细胞内的细肌丝具有清晰的条纹排布，沿着心肌细胞收缩方向

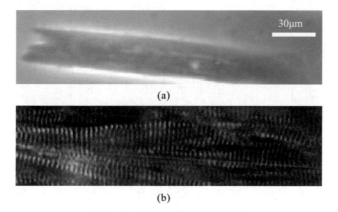

图 2.1　体外培养的心肌细胞

（a）在培养皿上培养的单个心肌细胞；（b）心肌细胞蛋白荧光染色

排开,条纹间距保持一致,像拉开的弹簧,辅肌动蛋白排布方向与细胞收缩方向保持一致。

　　细肌丝排布的纹路决定了心肌细胞的收缩方向[104]。通过体外培养和观察,发现单个心肌细胞保持着一定的收缩运动。心肌细胞的收缩力如何定量表征呢? 本研究利用原子力显微镜的力学探针对单个细胞收缩过程进行实时测量。图 2.2 显示了心肌细胞连续 2min 的收缩力随时间的变化过程,可以看出心肌细胞的体外收缩运动具有良好的节律性和周期性:自动除极速度快、收缩力基本保持不变、收缩频率保持在 2.5Hz 左右,体现出心肌细胞收缩性具有同步收缩和不发生强直收缩的特点[105,106]。通过测试不同的心肌细胞样品,得出心肌细胞的收缩频率一般在 0.5～5Hz 范围内,心肌细胞的收缩力一般在 40～60nN 范围内。单个心肌细胞的收缩频率受体外钙离子浓度的影响以及与细胞个体结构有关。由于单个心肌细胞的收缩能量比较低,要获得心肌细胞较大的驱动能力,需要将心肌细胞按一定方式排布成膜[107,108]。接下来将详细介绍心肌细胞的提取和定向排布研究。

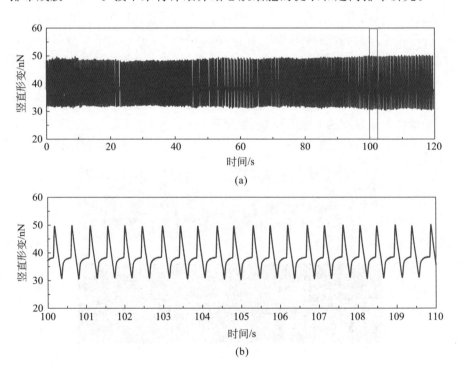

图 2.2　原子力显微镜实时测量单细胞的收缩过程

2.2　心肌细胞的提取和培养

心肌细胞是一类具有自兴奋收缩性的细胞,在体外培养基环境中保持周期性收缩跳动。由于原代心肌细胞的收缩性最强,而且容易在体外保持收缩性,所以本书所研究的心肌细胞均来自心脏组织的原代细胞,结合二次酶分解方法和贴壁差异分离法将心肌细胞从心脏组织中分离出来。本书所研究的心肌细胞是取自两天大的 Sprague Dawley 大鼠的心脏组织。有关细胞提取和培养等实验是在美国加州大学伯克利分校生物医学工程系实验室和清华大学医学院生物医学工程系实验室完成的,满足学校机构动物照顾与使用委员会的要求。

细胞提取和培养的准备工作非常重要,其中某一环节的疏忽均可能导致实验失败或无法进行。准备工作包括手术器械的准备和灭菌,实验器皿的清洗、干燥和消毒,培养基和其他溶液的配制、分装、保存和灭菌,无菌细胞室和超净台的清洁和消毒,培养箱和其他仪器的检查、消毒和调试,冰箱的灭菌和避免交叉感染的措施等。

从幼鼠心脏组织心室中提取心肌细胞的操作过程主要包括三个步骤:提取心脏组织、分离心肌细胞和培养心肌细胞,其具体操作过程如下。

(1) 提取心脏组织

① 准备冰块、HBSS 缓冲液、0.25% trypsin 溶液、手术器械和酒精灯。

② 将手术器械浸入酒精中消毒 10min 以上(每次使用手术器械前,用火焰灭菌 2min 以上)。

③ 提取心脏组织,放入置于冰上的 HBSS 缓冲液中。

④ 在超净台里用 HBSS 缓冲液清洗组织 2～3 遍,去除血细胞。

⑤ 用手术小剪将组织剪成 1cm³ 左右的小颗粒,然后用 HBSS 缓冲液清洗 3～5 遍,去除血细胞。

⑥ 将组织转移到新的培养皿中,加入 0.25% trypsin 消化酶溶液,直至没过剪碎的组织,置于 4℃ 冰箱 12h。

(2) 分离心肌细胞

① 将消化 12h 的组织颗粒和培养液转移到 50mL 离心管中。

② 加入转子,放在 37℃ 和 5% CO_2 的培养箱中,搅拌消化 5～7min,转速为 120r/min。

③ 静置后,去除上清培养液,然后加入 3～4mL 的 0.1% collagenase

type 2 消化酶溶液,放入培养箱中,消化 7～10min,收集上清液,加入置于冰上的 HBSS 缓冲液中。(溶液和细胞的体积比为 3∶1 左右最佳。)

④ 重复上一步骤 8～10 次,直至无明显组织颗粒或者只剩下黏膜物质为止。

(3) 培养心肌细胞

① 离心收集细胞,离心时间为 10min,离心转速为 12kr/min。

② 丢弃上清培养液,保留离心管底部的细胞,加入 10～12mL 的 DMEM(已添加 10% FBS 和 1% Pen/Strep)培养基溶液,手持离心管轻轻晃动,直至细胞均匀分布,然后将细胞溶液置于培养皿中,放入培养箱中进行培养。

③ 培养 1h 后,收集上清液,再置于新的培养皿中,再次放入培养箱中培养。(由于成纤维细胞的贴壁时间比心肌细胞短[109],所以培养皿中残留的细胞是成纤维细胞,此细胞不具有机械收缩性。)

④ 培养 30min 后,收集上清液,移至新的培养皿中,置于培养箱中进行培养(此时完成了心肌细胞的提纯)。

⑤ 培养 24h 后,用 PBS 缓冲液清洗细胞,更换培养基(清洗步骤是为了去除失去活性的细胞)。

⑥ 培养 3d 后,去除上清液,添加 2% 培养基,接下来每两天更换一次培养基。由于心肌细胞的收缩性对环境温度很敏感,所以换培养基前将培养基放在 37℃ 水浴锅或者培养箱中保温。

细胞培养实验严格按照生物实验要求,在细胞无菌室进行。细胞培养的主要药品和试剂如表 2.1 所示。

表 2.1   细胞培养所使用的主要药品和试剂

名称	参数	用途	厂家
DMEM 培养基	89%	细胞培养	Invireogen 公司
FBS 胎牛血清	10%	细胞培养	Invireogen 公司
青霉素-链霉素(Pen/Strep)	1%	细胞培养	Invireogen 公司
HBSS 缓冲液	1×	配试剂和清洗细胞	Invireogen 公司
PBS 缓冲液	1×	配试剂和清洗细胞	Invireogen 公司
collagenase Ⅱ消化酶	0.1%	组织消化、心肌细胞提取	Sigma-Aldrich 公司
trypsin-EDTA 消化酶	0.25%	组织消化、心肌细胞提取	Invireogen 公司
Fibronectin 纤连蛋白	F1056-2MG	细胞贴壁	Sigma-Aldrich 公司
PNIPAM 温敏材料	分子量 15 000	释放细胞培养衬底	Sigma-Aldrich 公司
聚二甲基硅氧烷(PDMS)	10∶1	细胞培养衬底	Sigma-Aldrich 公司

心肌细胞的培养与多项控制参数有关,例如细胞密度、培养时间和培养衬底等。通过控制细胞密度,可以观察细胞与细胞之间形成连接的过程。由于原代心肌细胞几乎不会发生细胞分裂,所以在细胞培养过程中心肌细胞的密度基本保持不变。在低细胞密度下,心肌细胞的收缩运动主要以个体为主,经过一定的时间后,心肌细胞与心肌细胞之间才能形成相互连接结构,然后共同地进行收缩运动,如图 2.3(a)和(b)所示。作为对比,在高细胞密度下,心肌细胞在培养 1～2d 后就开始相互连接,培养两周的细胞铺展均匀,如图 2.3(c)和(d)所示。培养 2d 后,低细胞密度下的细胞基本独立存在;而高细胞密度下,细胞连成一个整体,共同收缩。培养两周之后,两种情形下,细胞均延展和铺满细胞培养衬底,并均匀分布。

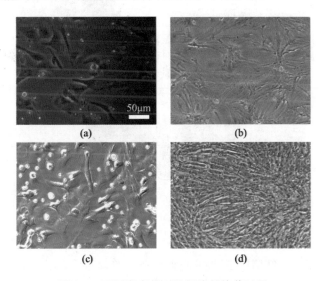

图 2.3　不同密度的心肌细胞的培养过程

(a) 5×10^5 个/mL,2d; (b) 5×10^5 个/mL,14d; (c) 1×10^6 个/mL,2d; (d) 1×10^6 个/mL,14d

2.3　心肌细胞的定向排布与协调运动

心肌细胞作为生物机械能的能量来源,理论上单位面积的细胞数越多,机械能转换为电能越多。然而无序的细胞培养方法,很难在压电材料上实现致密的、稳定的、特定排布的二维或者三维心肌组织,所以实现心肌细胞在特定的压电材料上生长成特定排布的、完整的二维或者三维组织结构是本研究要解决的关键技术之一。

2.3.1　心肌细胞的单向排布方法

为了实现所有细胞同向同步的收缩,需要研究心肌细胞在特定空间的单向排布。细胞单向排布方法主要有电压刺激法、微槽结构引导法和纤连蛋白图案引导法,如图 2.4 所示。

(1) 电压刺激法是指利用直流电压或者交流电刺激细胞膜电位,使细胞沿着长轴方向排布的方法。此方法的特点是细胞会对电压刺激形成一定的依赖性,如图 2.4(a)所示。

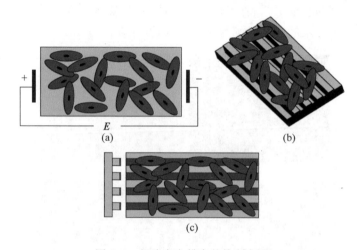

图 2.4　细胞定向排布的控制方法
(a) 电压刺激法;(b) 微槽结构引导法;(c) 纤连蛋白图案引导法

(2) 由于心肌细胞属于贴壁细胞,细胞更趋向于沿着平整的表面铺展,所以可以利用微结构引导细胞沿着微结构排布和生长,例如微槽阵列结构、微柱篱笆结构等。此方法的特点是细胞生长在特定结构的衬底上,如图 2.4(b)所示。

(3) 纤连蛋白图案引导法是在培养衬底上修饰特定图案的纤连蛋白,用于吸引细胞贴附在衬底上。通过定制纤连蛋白图案,可以获得相同排布的细胞,例如生长在平行纤连蛋白条纹图案上的细胞可以呈现出单向排布图案,此过程和微加工光刻工艺有异曲同工之处。此方法可以使细胞不受电压的影响,在平面衬底上生长和排布,如图 2.4(c)所示。

为了在平面衬底上培养单向排布的、连续的细胞薄膜,需要设计特定的黏附蛋白图案,如图 2.5 所示。首先,利用微接触打印法(microcontact

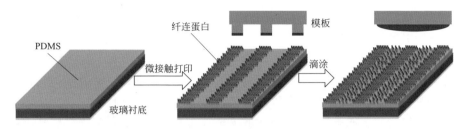

图 2.5 纤连蛋白图案引导法的表面修饰过程

printing)实现离散蛋白条纹嫁接;然后,在 PDMS 培养衬底上均匀地嫁接纤连蛋白,于是纤连蛋白覆盖了整个培养衬底,并且呈现高低密度条纹交替的图案,使得细胞可以沿着条纹方向连续地排布。结合离散条纹和均匀涂布的两种图案,就可以实现单向排布的细胞薄膜。

2.3.2　心肌细胞的定向排布结果

上文研究了心肌细胞的特定排布方法,本节研究心肌细胞按照特定的空间排布进行生长,形成纤维状组织,实现细胞同向同步的收缩。图 2.6 显

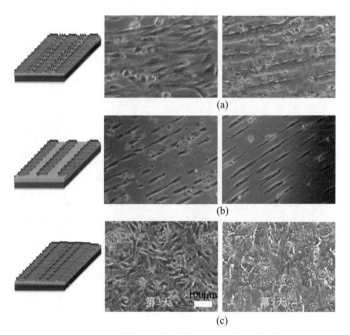

图 2.6　三种纤连蛋白图案引导细胞排布结果

(a) 高低密度纤连蛋白条纹引导细胞排布;(b) 离散纤连蛋白条纹引导细胞排布;(c) 随机细胞排布

示了利用纤连蛋白图案引导法得到的三种细胞排布结果：高低密度纤连蛋白条纹引导细胞排布、离散纤连蛋白条纹引导细胞排布和随机细胞排布。图 2.6(a)是利用图 2.5 所示的方法得到的定向的、连续的、高低密度相间的细胞薄膜，而且心肌细胞实现了自发的、同向的、同步的、周期性的收缩运动。时间越长，细胞单向排布程度越高。图 2.6(b)是利用图 2.5 所示的第一步得到的离散的细胞条纹线，实现了单条线上细胞同步同向收缩运动，但不同线上的细胞收缩运动是同向不同步的。图 2.6(c)是对照组，利用随机排布的方法得到了连续的细胞薄膜，细胞的收缩运动不同向也不同步。不同细胞排布方式下的细胞排布和收缩情况参见表 2.2。

表 2.2　不同细胞排布方式下的细胞排布和收缩情况

序号	细胞排布方式	细胞排布	细胞跳动
1	高低密度细胞连续排布	单向	自发，同向，同步
2	离散细胞线离散排布	单向	自发，同向，同一线上同步，线与线之间不同步
3	随机排布	多向	自发，不同向，不同步

2.3.3　心肌细胞的协调运动结果

当心肌细胞形成连续的细胞薄膜之后，可以研究心肌细胞的协调运动过程。图 2.7(a)显示了利用高低密度细胞连续排布方法实现的心肌细胞

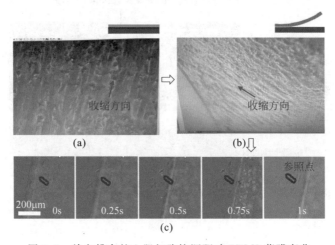

图 2.7　单向排布的心肌细胞协调驱动 PDMS 薄膜弯曲

（a）细胞生长在衬底上；（b）细胞培养衬底被揭起；（c）被揭起的 PDMS 膜被细胞驱动而弯曲

定向排布结果,并且心肌细胞沿着特定方向(红色箭头方向)进行规律的收缩运动,所有的细胞保持一致的步调,得到了细胞收缩力合力的最大值。为了研究这些心肌细胞的驱动能力,将生长细胞的衬底膜(PDMS 薄膜)揭起,观察细胞驱动 PDMS 薄膜的运动过程,如图 2.7(b)所示,图中显示的是衬底的中部位置,薄膜表面布满单向排布的细胞,并且细胞排布的方向和细胞协调运动的方向保持一致。图 2.7(c)显示了 PDMS 薄膜边沿的位移变化过程,选择培养皿上的细胞作为参考点(红色圈),随着时间的推进,PDMS 薄膜的边沿逐渐远离参考点,于是得出心肌细胞可以驱动 PDMS 薄膜弯曲形变。

2.4　本章小结

本章主要研究心肌细胞的定向排布和协调运动,介绍了心肌细胞的收缩机理和体外收缩过程,观测了单个心肌细胞的收缩运动,研究了心肌细胞的定向排布方法,最后讨论了心肌细胞的体外培养和特定空间排布的组织结构的收缩运动机制。本章研究获得的主要结论如下。

(1) 心肌细胞具有特有的自收缩机械特性,包括特定的收缩方向,可以作为细胞驱动的能量收集器的动力来源。

(2) 研究了体外培养心肌细胞的收缩运动与钙离子传导、粗细肌丝运动的关系。利用原子力显微镜对单个心肌细胞的收缩力进行定量测试,有利于直接指导心肌细胞驱动的能量收集器的设计。建立了一套心肌细胞提取和培养方法。观察了心肌细胞的长期培养过程,发现心肌细胞具有长期稳定的收缩能力。

(3) 研究了心肌细胞的定向排布方法,主要包括电压刺激法、微槽结构引导法和纤连蛋白图案引导法。实现了心肌细胞定向排布,利用高低密度纤连蛋白引导法实现了心肌细胞自发的、同向的、同步的、周期性的收缩运动。

(4) 研究了心肌细胞协调运动机制和协调驱动能力。定向排布的心肌细胞具有同一方向的收缩运动,并且细胞之间的收缩传导非常迅速,使得心肌细胞成膜后能够同步驱动悬浮的柔性衬底膜以获得周期性的弯曲运动。

第3章　电纺聚合物纳米纤维的压电特性

压电材料是实现细胞驱动压电式能量收集器的另一关键点。为了制备有生物应用前景的能量收集器,对于压电材料的选择,主要需要考虑以下几个方面:生物兼容性、机械强度和压电性能。生物兼容是制备细胞驱动的压电式能量收集器的前提条件,压电聚合物的生物兼容性优于其他压电材料,例如压电陶瓷、压电单晶等;虽然压电聚合物的压电性能比压电陶瓷低,但是生物应用对材料的生物兼容性和柔性要求较高,所以聚合物压电材料作为能量收集器的机电转换媒介更为合适,其最常见的压电聚合物材料是聚偏氟乙烯(PVDF)。相比于传统的压电陶瓷材料,PVDF 具有柔软质轻、机械强度高和机电耦合灵敏度高等特点。

本章首先介绍压电聚合物和 PVDF 压电纳米纤维,包括 PVDF 纳米纤维压电机理和制备方法;其次,介绍 PVDF 纳米纤维的形貌、排布和晶相结构;最后,介绍 PVDF 纳米纤维的压电测试实验研究,包括压电性能测试方法、晶相结构、压电方向、电畴分布、电畴壁尺寸、极化翻转和压电常数测量。

3.1　压电聚合物纳米纤维

3.1.1　压电聚合物

压电聚合物主要有聚偏氟乙烯(PVDF)和以 PVDF 为基础的共聚物,例如 P(VDF-TrFE)等[110]。PVDF 是一种半结晶性聚合物,由重复单元($-CF_2CH_2-$)的长链分子构成,PVDF 材料中既有结晶区,也有非结晶区,结晶度约为 50%。迄今为止,人们发现 PVDF 结晶区中至少有五种晶相,分别为 α 晶相、β 晶相、γ 晶相、δ 晶相和 ε 晶相[111-113],其中前三种是最常见的,其原子结构如图 3.1 所示。α 晶相是各晶相中势能最低的,在 α 晶相结构中,如图 3.1(a)所示,同一单胞内偶极子反向排布,偶极矩相互抵消,因此 α 晶相为非极性、非压电性的。而如图 3.2(b)所示,β 晶相的单胞内偶极子排布方向一致,CF_2-CH_2 的电矩与分子链主轴(C—C 轴)垂直且方向一致,形成最大的分子合电矩,因此 β 晶相分子具有强极性和最强的压

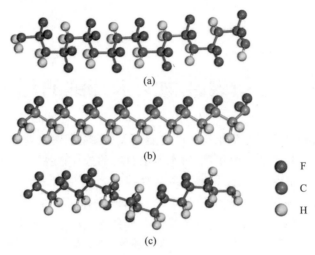

图 3.1　PVDF 中各种晶相的原子结构
(a) α 晶相；(b) β 晶相；(c) γ 晶相

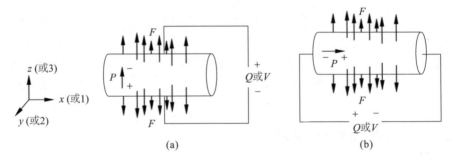

图 3.2　聚合物纳米纤维的压电工作模式
(a) d_{33} 模式；(b) d_{31} 模式

电性。γ 晶相结构如图 3.1(c)所示，其压电性介于 α 晶相和 β 晶相之间，较少存在[114-116]。所以当 β 晶相含量占主导地位时，压电材料才可能具有优异的压电性能。虽然 α 晶相的势能最低，但是各相之间势能差较小。经过一定的机械拉伸、热处理、电场极化或者不同溶剂的加工，PVDF 材料会发生晶相的转变，例如，定向拉伸可以实现 α 晶相到 β 晶相的转变。

3.1.2　压电聚合物纤维

　　选择合适的压电结构形式也是实现压电式能量收集器的重要步骤。PVDF 压电材料的结构形式主要有压电薄膜和压电纤维。PVDF 压电薄膜的制备方法主要有流延成膜、熔融流延法、溶液浇铸法、小分子蒸发镀膜法和热压拉延法等[117-119]。PVDF 压电薄膜的用途很广泛,可制成多种传感器应用于不同领域[120]。而 PVDF 压电纤维是 21 世纪初开始研究的聚合物压电材料,利用以静电纺丝为主的工艺方法制备而成,静电纺丝技术操作简单、方便、成本低,制备的纳米纤维柔软、质轻、透气性好。PVDF 压电薄膜和压电纤维的制备工艺和应用比较参见表 3.1。

表 3.1　PVDF 压电薄膜和压电纤维的比较

材料	成形方法	极化方法	特点	应用
PVDF 压电薄膜	流延成膜,溶液浇铸法,热压拉延法	高温机械拉升,高压极化	大面积制备,工艺成熟	电声换能器,触觉传感器,医疗仪器
PVDF 压电纤维	机械拉升,静电纺丝	机械拉升,静电纺丝	柔软质轻,透气,压电性高	可穿戴电子设备,植入式器件

聚合物压电纤维是通过静电纺丝等工艺制备的一维纤维结构,受静电纺丝过程中的机械拉升和高压电场极化的作用,聚合物纤维具有一定的压电特性。选择压电聚合物纤维材料作为细胞驱动压电式能量收集器的机电转换媒介,主要的原因有:

（1）压电纤维的压电性能一般比压电薄膜高,这是由于机械拉升和高压极化的共同作用;

（2）压电纤维的弹性模量比压电薄膜材料低;

（3）压电纤维的直径一般在几纳米到几十微米的范围,可以等比例放大（scale-up）形成厚度可控的纳米纤维膜;

（4）特定排布的压电纳米纤维可以指引细胞的定向排布,减少了特定纤连蛋白图案设计的步骤;

（5）制备压电纤维的静电纺丝工艺简单,静电纺丝工艺可以实现纤维材料制备和压电极化同步进行。

3.1.3　PVDF 纳米纤维的压电机理

压电材料可以实现机械能与电能的相互转换。压电效应可以用以下两个基本方程来描述:

$$D_i = d_{ij}T_j + \varepsilon^T E_i \tag{3-1}$$

$$S_j = s^E T_j + d_{ij}E_i \tag{3-2}$$

其中,D_i为电位移,T_j为应力,E_i为电场强度,S_j为应变,d_{ij}为压电常数,s为材料的弹性系数,ε为介电常数。下标i表示电极化方向,j表示施力方向。上标表示某参数保持常数的边界条件,例如ε^T表示应力恒定条件下的介电常数,s^E表示电场强度恒定条件下的材料弹性系数。压电常数d_{ij}反映了压电材料将材料的机械能(或电能)转换为电能(或机械能)的能力。公式(3-1)为正压电效应,公式(3-2)为逆压电效应。

图 3.2 描述了聚合物纳米纤维的压电工作模式。对于通过静电纺丝工艺制备的纳米纤维通常有两种工作模式:d_{33}和d_{31}模式。根据材料极化方向的不同,当极化方向沿着径向,被定义为d_{33}模式;当极化方向沿着长轴方向,被定义为d_{31}模式。当在z轴方向给纳米纤维施加力F,纤维产生一定的形变。

在d_{33}模式(或d_{31}模式)下,电荷量Q与F的关系如下:

$$Q = Fd_{33} = \sigma A d_{33} \tag{3-3}$$

$$Q = Fd_{31} = \sigma A d_{31} \tag{3-4}$$

其中,d_{33}和d_{31}是压电应变参数,σ为单位面积的受力。

施加应力的方式包括直接在纤维表面施加垂直方向的压力和水平方向的压力。对于柔软的纳米纤维材料,通常是将纤维材料引入到柔性衬底上,然后随着衬底的弯曲而弯曲。当纤维表面承受了P_0的压强,纤维的形变可表示为

$$\begin{cases} w = a_0 \cos \dfrac{\pi x}{L} \cos \dfrac{\pi y}{L} \\ u = c_0 \sin \dfrac{\pi x}{L/2} \cos \dfrac{\pi y}{L} \\ v = c_0 \sin \dfrac{\pi x}{L/2} \cos \dfrac{\pi y}{L} \end{cases} \tag{3-5}$$

其中,u,v,w分别表示在x,y,z轴上的形变。a_0和c_0被定义为

$$\begin{cases} a_0 = 0.414L\left(\sqrt[3]{\dfrac{P_0 L}{2ET}}\right) \\ c_0 = 0.294\dfrac{a_0^2}{L} \end{cases} \tag{3-6}$$

其中,E表示模型,L表示长度,T表示直径。

$$\begin{cases} \varepsilon_x = \dfrac{\partial u}{\partial x} + 0.5\left(\dfrac{\partial w}{\partial x}\right)^2 \\ \varepsilon_y = \dfrac{\partial u}{\partial y} + 0.5\left(\dfrac{\partial w}{\partial y}\right)^2 \end{cases} \tag{3-7}$$

对于纤维材料

$$\varepsilon_x = \varepsilon_y = \frac{2c_0\pi}{L} \tag{3-8}$$

所以

$$\sigma = \frac{E}{1-\nu}\varepsilon = \frac{E}{1-\nu}\left(\frac{2c_0\pi}{L}\right) = 0.309\frac{E}{1-\nu}\left(\sqrt[3]{\frac{P_0L}{2ET}}\right)^2 \tag{3-9}$$

最后，两种模式下，电荷量 Q 与应力之间的关系式如下：

$$Q = d_{33}\sigma A = d_{33}0.309\frac{E}{1-\nu}\left(\sqrt[3]{\frac{P_0L}{2ET}}\right)^2 A \tag{3-10}$$

$$Q = d_{31}\sigma A = d_{31}0.309\frac{E}{1-\nu}\left(\sqrt[3]{\frac{P_0L}{2ET}}\right)^2 A \tag{3-11}$$

从公式(3-10)和公式(3-11)可以看出，压电材料的弹性模量和直径越小，材料的压电性越强。

3.1.4　PVDF 纳米纤维的制备方法——静电纺丝

静电纺丝(简称电纺)是在高压电场的作用下，将聚合物溶液或聚合物熔融体持续拉伸成微纳米级直径的纤维材料的加工工艺。电纺设备成本低、批量化工艺成熟，可以制备任何非导电的聚合物纤维和纳米量级的纤维材料，推动了纳米纤维材料的快速发展。电纺工艺过程示意图如图 3.3 所示。

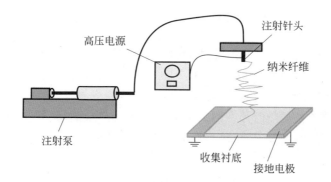

图 3.3　电纺工艺制备纤维过程示意图

(1)高压源的正负电极分别连接到喷射针头和收集衬底，在两电极的空间内形成点对面的静电场。

（2）聚合物溶液或熔融聚合物从针头被挤出形成球状液滴,外高压电场使液滴在表面聚合大量正电荷,使得液滴受到的电场力和表面张力方向相反;当电场力逐渐增大,液滴就被拉长,形成与电场线方向一致的锥体,被称为泰勒锥;当电场强度超过某一临界值时,液滴的表面液体就会克服表面张力的作用,从泰勒锥的尖端喷出,形成射流。

（3）在射流喷射的过程中,带电的射流被高压电场加速,在表面同性电荷的斥力作用下不断地被拉长而变细,形成纤维,在空间中弯曲盘旋。

（4）当射流从针头喷出后,由于溶剂的挥发,最后收集到的纤维由半固态变成固态,在收集衬底上堆叠成纳米纤维膜。

根据喷射点到收集电极的距离划分,静电纺丝工艺分为近场静电纺丝和远场静电纺丝[121-123],表 3.2 对比了两种静电纺丝方式。远场静电纺丝的纤维收集距离一般为 5cm 以上,为了达到足够高的电场强度,通常所使用的电压为 15～70kV,所制备的纤维直径范围跨度较大,从几纳米至几微米。而近场静电纺丝一般要求喷射点到收集点的距离为 1～2cm,所需要的电压较小,一般为 1～5kV,所得到的纤维直径较大,一般为微米量级。

表 3.2　远场静电纺丝和近场静电纺丝比较

	喷射点到收集电极的距离	电压	纤维直径
远场静电纺丝	5cm 以上	15～70kV	几纳米至几微米
近场静电纺丝	1～2cm	1～5kV	亚微米至几十微米

依照前人对电纺工艺的研究[124-126],本书研究的 PVDF 纳米纤维制备工艺过程如下。

（1）前聚液配制。首先按照 4∶6 的比例配比二甲基乙酰胺（DMAC）和丙酮复合溶剂 10mL,取 1.6g 的 PVDF 粉末（分子量为 534 000g/mL）与 10mL 复合溶剂混合,手动摇晃直至粉末全部被溶剂覆盖。手动摇晃的目的是为了避免在加热时浮在溶剂上的粉末阻挡热传递,使得玻璃瓶上下区域产生一定的温度差,造成玻璃瓶的破裂。接着在 60℃ 的条件下磁力搅拌 2h,得到棕色透明溶液,PVDF 的含量为 16%（质量百分比）。

（2）远场静电纺丝。首先,将前聚液注入到 50mL 的注射器中,接上不锈钢针头（型号为 25G,内径为 0.25mm）;然后,将高压源的正极接在针头上,硅基衬底接地,针头距衬底的距离为 12cm,溶液推进速率为 0.1mL/h。启动高压源,调至 +30kV 高压,开始 PVDF 纳米纤维的制备。

3.2　PVDF 纳米纤维的形貌、定向排布和晶相结构

3.2.1　PVDF 纳米纤维的形貌结构

图 3.4 显示了电纺工艺制备的 PVDF 纳米纤维的形貌和原子结构。随着电纺工艺的不断进行,制备出的纳米纤维堆叠成纤维膜,如图 3.4(a)所示,利用扫描电子显微镜(scanning electron microscope,SEM,Quanta FEG 450)观察到纳米纤维随机排布,杂乱无章。纤维的直径一般在(200±50)nm,同一纤维的直径分布均匀,纤维表面光滑平整,如图 3.4(b)所示。进一步利用透射电子显微镜(transmission electron microscope,TEM,JEOL JEM 2010F FasTEM)对纳米纤维的元素分布进行观察。纤维样品制备方法是将少量的电纺纳米纤维直接落在多孔碳膜的铜网(购自北京中镜科仪公司),如图 3.4(c)所示,纤维内部结构元素分布均匀,并无 PVDF 颗粒团簇等现象,从而得出电纺工艺可以制备出结构均匀和表面形貌光滑的纳米纤维。再进一步对纳米纤维的原子结构进行观察,发现在纤维边沿处,聚合物长链主要沿长轴方向拉伸排布,如图 3.4(d)所示;从而得出高压

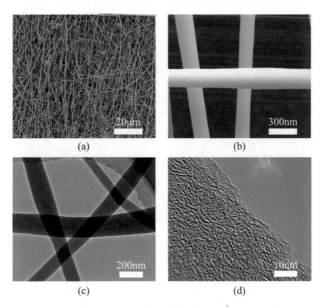

图 3.4　PVDF 纳米纤维的形貌和原子结构

(a)和(b)压电纤维膜的 SEM 图;(c)纳米纤维的明场 TEM 图;(d)单根纳米纤维的高倍率 TEM 图

电场极化可以调节聚合物长链方向,初步推断出电纺工艺有助于提高纤维表面的压电性,下文将进行详细分析。

3.2.2 PVDF 纳米纤维的定向排布

PVDF 纳米纤维的排布是通过特定电极排布实现的。当给针头施加直流高压时,在喷射针头和收集纤维的电极之间的空间内形成了一定分布的电场,在电场静电力的作用下,刚制备出的纤维按照一定的规律落在电极上[127]。当电极接地时,电极上的电势最低,纤维优先落在电极上,于是通过设计一定的电极形状,可以实现纤维的定向排布。当利用对称放置的两个平行电极收集纤维时,纤维的一端随机落在其中一个电极上,另一端以最短的距离落在另一电极上,如图 3.5(a)所示,于是得到的所有纤维均横跨平行电极,呈现平行排布。当有四边形电极(即两对平行电极相互垂直放置)置于针头的垂直位置,收集到的纤维呈现四边形排布,如图 3.5(b)所示。当电极形状为六边形时,收集到的纤维呈现六边形排布,如图 3.5(c)所示。以此类推,八边形电极可以收集到纤维呈八边形排布的纤维膜,如图 3.5(d)所示,于是得出纤维膜中的纤维排布图案与电极设计相对应。

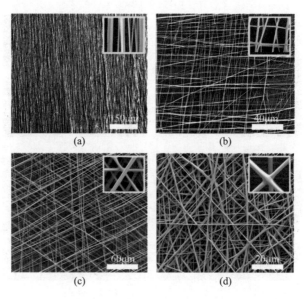

图 3.5 PVDF 纳米纤维 SEM 图
(a) 平行排布;(b) 四边形;(c) 六边形;(d) 八边形

3.2.3 PVDF 压电纤维的晶相结构

X 射线衍射(X-ray Diffraction,XRD,D/max2550HB+/PC)是测定高聚物晶体结构和超分子结构的重要实验方法。图 3.6 显示了电纺 PVDF 纳米纤维膜和浇铸膜的 XRD 谱图,其中纳米纤维膜样品在 18.3°处出现了衍射峰,对应于[202]晶面的 α 晶相;在 20.8°处出现了衍射峰,对应于[110]和[200]晶面的 β 晶相;在 36.3°处出现了[020]和[101]晶面的 β 晶相衍射峰。作为对照组,浇铸膜样品只存在 α 晶相和 γ 晶相衍射峰,没有出现明显的 β 晶相衍射峰。而且两种样品在 18.3°处均出现了[202]晶面的 α 晶相衍射峰。

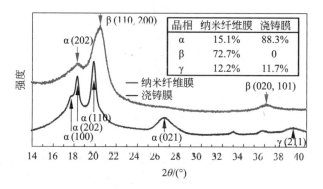

图 3.6 电纺 PVDF 纳米纤维膜和浇铸膜的 XRD 谱图

利用曲线反卷积技术,分离出各种晶相的衍射曲线,根据以下公式计算出各晶相的含量:

$$F_{polar} = F_\beta + F_\gamma \tag{3-12}$$

$$F_\beta = \frac{\sum A_\beta}{\sum A_\alpha + \sum A_\beta + \sum A_\gamma} \times 100\% \tag{3-13}$$

$$F_\gamma = \frac{\sum A_\gamma}{\sum A_\alpha + \sum A_\beta + \sum A_\gamma} \times 100\% \tag{3-14}$$

其中,$\sum A_\alpha$,$\sum A_\beta$ 和 $\sum A_\gamma$ 分别表示 α 晶相,β 晶相和 γ 晶相的峰面积。

于是得出在静电纺丝过程中,PVDF 材料发生了 α 晶相到 β 晶相的晶相转变。β 晶相含量从 0 增加到 72.7%,而 α 晶相含量从 88.3%下降到 15.1%,γ 晶相的含量无明显变化。

3.3　PVDF 纳米纤维的压电特性

利用电纺工艺制备的 PVDF 纳米纤维的压电性能需要通过实验进行表征和研究。本节将讨论以下两方面问题：①单根 PVDF 纳米纤维压电响应的压电响应力显微镜（piezoresponse force microscope，PFM）测试方法及其关键问题；②单根 PVDF 纳米纤维的压电特性研究，包括压电响应、电畴分布、极化方向、电畴壁尺寸、极化翻转和压电常数 d_{33} 测量。

3.3.1　PFM 介绍

PFM[128-131]是利用逆压电效应，对样品输入一定的电压信号，然后测量其形变信号。PFM 是在原子力显微镜基础上开发，将电压信号加到导电探针上，通过导电探针将电压信号施加到材料表面，使其与接地衬底之间形成一定的电场，压电材料就会产生一定的形变，并反映到与之接触的探针的位置变化上。PFM 探针起到两方面的作用，一是传导电压输入信号，二是传导材料形变输出信号。本书所使用的的 PFM 设备来自美国 Asylum Research 公司，型号为 Cypher E。

如图 3.7 所示，将电压激励信号加载在导电探针上，导电探针和导电衬底形成了纳米纤维的"上下电极"，两电极之间形成了一定的电场，与探针接触的纳米纤维局部区域产生一定的形变，同时反映到探针的位置变化上，并利用光探测器同步记录探针形变过程。

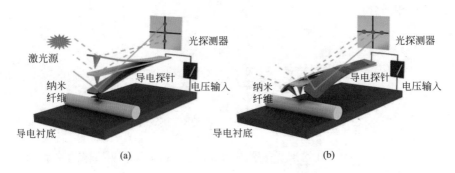

图 3.7　PFM 测量纤维材料压电性能的原理图

（a）面外压电响应；（b）面内压电响应

PVDF 压电材料具有两种电畴，垂直于纸面的 180°电畴和平行于纸面的 90°电畴。180°电畴贡献于面外(out-of-plane)压电信号,通常压电应变参数为 d_{33},如图 3.7(a)所示;而 90°电畴贡献于面内(in-plane)压电信号,通常压电应变参数为 d_{31} 或 d_{32},如图 3.7(b)所示。

对于压电响应灵敏度高的压电材料,通常使用低频测量方法就可以测出准确的压电响应参数。然而对于压电响应灵敏度低的压电材料,比如矫顽场电压较大的聚合物材料和压电性较弱的材料等,由于测量精度的限制,在低频下较难测出压电翻转信号,于是人们提出双通道共振跟踪模式(dual AC-resonance tracking (DART) mode)[132,133],即在共振频率下测量压电响应信号,通过放大输出信号来测量压电响应。在接触模式下,利用导电探针给纳米纤维表面加载激励电压 V_{tip}($V_{tip} = V_{dc} + V_{ac}\sin\omega t$),即同时加载高频低压交流电压和直流电压。输入交流电压是为了将输入电压频率控制在探针与表面接触时的共振频率,在共振频率下,可以削弱噪声信号对真实信号的覆盖,从而提高测试系统的信噪比。

除了考虑噪声信号对输入信号的影响,还需要考虑静电力对纤维形变(输出信号)的影响。由于导电探针(除了与表面接触的针尖部分)与纤维表面形成了一定的电场,使得纤维表面还受到静电力的作用,进而使内部偶极子自发地进行空间排布调整,即纤维形变也可能是静电力引起的[134]。为了消除静电力对压电形变的影响,对输入信号进行一定的调整,利用离散的柱状直流电压取代连续的直流电压,如图 3.8(a)所示。当输入直流电压不为零时,纤维表面有一定的形变,此时的压电响应信号可能还受到静电力的影响。当将输入直流电压调为零时,静电力消失了,此时纤维形变仍保持,于是直流电压关闭瞬间的纤维形变信号就是不受静电力影响的真实信号。通常把直流电压不为零时的压电信号称为开信号(on 信号),此时进行"写"操作;把直流电压为零时的压电信号称为关信号(off 信号),此时进行"读"操作。如图 3.8(b)所示,利用 DART 模式,可以同时获得材料某一点的相位信号和振幅信号。以上测量压电响应信息的方法就是翻转光谱 PFM(switching spectroscopy PFM,SS-PFM)[135]。

本研究中的样品制备和 PFM 测量参数均经过长期的试验探索,制备单根 PVDF 纳米纤维可以通过控制电纺时间来实现。首先,由于 PVDF 具有较低的表面能,通常与接触衬底(玻璃、硅片等)的黏附性较差,使得 PFM 无法接触扫描单根纳米纤维,所以选择合适的导电收集衬底成为关键问题;其次,由于 PVDF 纳米纤维柔软质轻,所以选择合适的导电探针也是 PFM 接触扫描的难点之一。综上分析,关于单根纳米纤维压电响应的 PFM 测量方法,总结出以下两个关键问题。

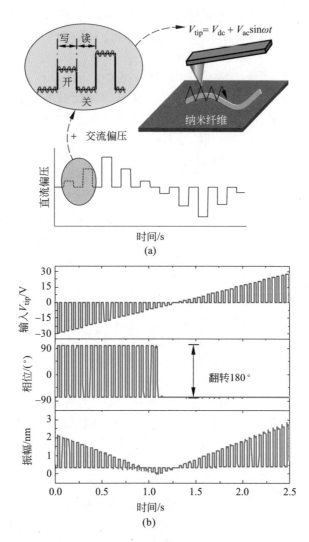

图 3.8　测量压电常数的 DART 模式工作原理

（1）纤维衬底的选择。首先，作为下电极的纤维衬底是导电的；其次，衬底的表面能低，与 PVDF 纳米纤维黏附性好，所以选择表面镀铂的硅片作为衬底，使得探针在扫描过程中，纤维不被移动，如图 3.9 所示。

（2）导电探针的选择。由于 PVDF 压电纳米纤维柔软质轻，需要选择弹性系数小的导电探针。本实验所用的探针由 Olympus 公司提供，型号为 OMCL-TR400PB，其微悬臂两面均为镀金表面，弹性系数为 0.11N/m。

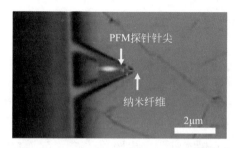

图 3.9 PFM 扫描单根纳米纤维的截图

3.3.2 PVDF 纳米纤维的压电响应成像和极化方向

利用 PFM 可以同时观测压电材料的形貌图和压电响应图。图 3.10 显示了单根 PVDF 纳米纤维的压电响应成像图,包括二维和三维形貌,面内、外振幅及其相应的面内、外相位。首先,将激励电压加载在导电探针上;然后,探针扫描纤维表面的每一处位置,并记录其形貌和压电响应信号;最后,将所有的信号处理成二维和三维图像。从图 3.10(a)和(d)可知,纳米

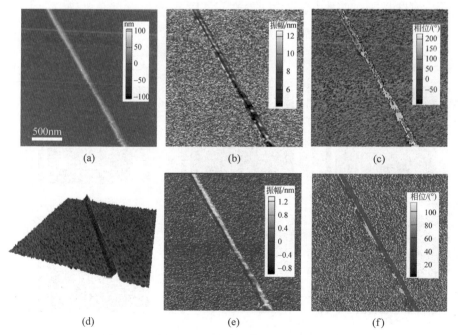

图 3.10 单根 PVDF 纳米纤维的压电响应成像图

(a)二维形貌;(b)面外振幅;(c)面外相位;(d)三维形貌;(e)面内振幅;(f)面内相位

纤维与衬底表面接触稳定,扫描过程中没有出现偏离等现象。纳米纤维直径分布均匀,约为100nm,其表面形貌均匀。由于图3.10的PFM扫描区域大,扫描精度低,于是出现了图3.10(d)所示的中间尖峰形貌,造成形貌信号的失真(接下来研究的小区域压电响应成像并不会出现此现象)。对比图3.10(b)和(e),可知纳米纤维的面外振幅高于面内振幅,而且面外振幅图中较强的信号主要分布在纤维边沿,呈点状分布。其相应的相位分布如图3.10(c)和(f)所示,纳米纤维的电畴在纤维边沿处分布较密集,其中面外电畴相位相差180°左右。

　　图3.11显示了单根PVDF纳米纤维局部区域的全局压电响应成像图(包括振幅和相位),包括一个面外信号(z轴)和两个面内信号(x轴和y轴)。如图3.11(d)所示,在纳米纤维的面外相位响应图中出现了明显的180°电畴;相应地,图3.11(b)为其振幅响应图,图中出现了一条振幅为零的线,而这条线正处于相位图中两块电畴的交界处,即电畴壁。以上现象说明了PVDF纳米纤维存在明显的面外压电响应信号。而图3.11(b)和(e)显示了在y轴上没有明显的相位和振幅信号,说明PVDF纳米纤维在与纤维垂直的径向方向上几乎没有压电性。最后,测量了纤维在x轴方向上的

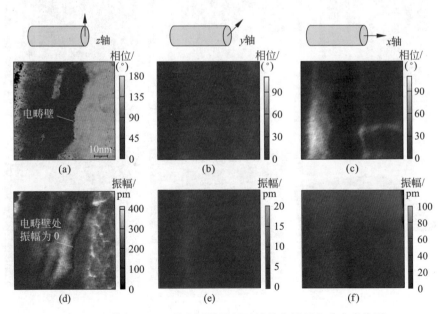

图3.11　单根PVDF纳米纤维局部区域的全局压电响应成像图

(a)面外相位;(b)面内相位;(c)面内相位;(d)面外振幅;(e)面内振幅;(f)面内振幅

面内信号,如图 3.11(c)和(f)所示,在相位响应图中有小块的电畴,在相应的振幅图中也有较小的信号。综上对单根纤维全局压电响应成像研究,得出电纺制备的 PVDF 纳米纤维具有较强的面外信号和长轴方向的面内信号。

以上 PFM 全局压电响应测试结果可以用来判断远场静电纺丝制备的纳米纤维的极化方向,通过分析相位图来确定电畴的方向,通过反转输入电压方向来确定极化方向的正确性。已有研究[95]表明,通过比较压电纤维器件的电能输出来判断压电纤维的压电方向,但这种方法基于大量纳米纤维的测量,对单根纳米纤维极化方向的判断存在一定的误差。由于单根纳米纤维的压电输出只有几毫伏左右,所以较难通过单根纳米纤维器件来判断纤维的压电方向。

纳米纤维极化方向的形成过程如下。首先,在电纺过程中,纳米纤维中的偶极子调整指向而沿电场方向排布;然后,在纤维落在收集衬底上之前,由于纤维要从近似垂直状态转变为水平状态(以衬底为参照物),当衬底接地或者加载负电压时,水平状态的偶极子会沿着水平方向发生调整;最后,纤维落在衬底上,溶剂挥发和纤维固化后,纤维的结构达到稳定状态,偶极子方向朝着纤维纵向方向偏下(或者偏上)的方向。

综合以上对 PVDF 纳米纤维全局压电响应的研究,得出纤维内部的偶极子方向主要沿着面外方向(与收集衬底垂直的方向),偶极子的合力作用使得纳米纤维的极化方向朝着微倾斜于长轴方向的面外方向,如图 3.12(a)所示。由于电纺 PVDF 纳米纤维的结晶区主要由 β 晶相构成,β 晶相的偶极子方向和 C—C 主链垂直,所以 β 晶相的 PVDF 长链主要沿着纤维长轴方向,如图 3.12(b)所示。

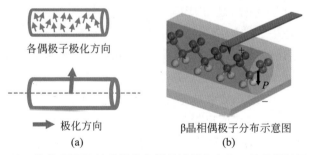

图 3.12　单根 PVDF 纳米纤维内部偶极子方向和 β 晶相偶极子方向

3.3.3 PVDF 纳米纤维的电畴壁尺寸和极化翻转

电畴壁是评价电畴质量的关键因素,也是压电成像可靠性的评价依据。两电畴之间的界壁称为电畴壁,根据电畴自发极化方向的不同,可分为 90° 电畴壁和 180°电畴壁。如图 3.13(a)所示,在 PVDF 纳米纤维的振幅图中间出现了两条竖直黑色曲线,对应的振幅值为零。沿着图 3.13(a)中的红线进行线性扫描,得到图 3.13(b)中的曲线,出现两个低至零的波谷,对应于两个电畴壁,并且两个电畴壁的厚度相等,约为 3nm。通过对电畴壁的研究,进一步验证了 PVDF 纳米纤维压电响应的可靠性。

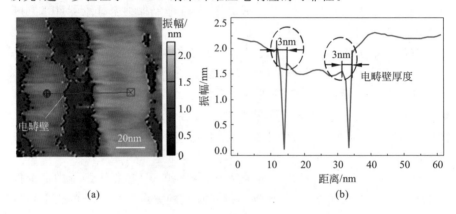

图 3.13   单根 PVDF 纳米纤维的电畴分布和电畴壁厚度

电场诱导电畴发生极化翻转是压电材料的应用基础,给压电材料施加高于矫顽场电压的偏压可以实现电畴方向的翻转。图 3.14(a)显示了 PVDF 纳米纤维极化前的相位响应图。首先,任意选定三处区域(点 1、点 2 和点 3),利用 PFM 导电探针给选定的三处区域加载−25V 的直流电压;然后,再一次扫描同一区域的压电响应,得到极化后的相位图,如图 3.14(b)所示。对比极化前和极化后的相位图,被极化区域的颜色发生了变化,而其他未极化的区域没有明显变化。选择对点 1 和点 2 的相位图进行线性扫描,得到图 3.14(c),对应于点 1 和点 2 极化后的相位曲线发生明显偏离,最大相差 180°左右,而其他位置的极化前后相位曲线基本重合,从而得出在直流偏压的激励下,PVDF 纳米纤维的电畴发生了 180°翻转,更进一步验证了 PVDF 纳米纤维具有明显的面外压电响应,为下文定量测量压电常数作出铺垫。

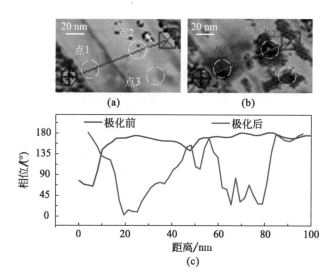

图 3.14　单根 PVDF 纳米纤维 180°电畴的极化翻转

3.3.4　PVDF 纳米纤维的压电常数

压电常数是评价压电材料压电性能的重要指标。电纺 PVDF 纳米纤维的面外信号强于面内信号,所以通常研究该材料的面外压电常数(d_{33})。压电常数的测量方法也是基于逆压电效应,利用外加激励偏压使压电材料产生一定的形变,得出形变量与激励偏压的比值。由于压电常数 d_{33} 的测量过程是在共振频率进行的,所以得出测量压电常数 d_{33} 的关系式如下:

$$d_{33} = \frac{A}{V_{dc}Q} \tag{3-15}$$

其中,Q 为品质因子,V_{dc} 为输入的直流偏压,A 为纤维结构表面形变(或振幅)。

图 3.15 显示了 PVDF 纳米纤维压电响应的定量测量结果,包括振幅和相位随直流偏压的变化关系。如图 3.15(a)所示,振幅随直流偏压变化的曲线呈现出蝴蝶形状,两次循环测量结果重复性较好,其矫顽场电压为 −17V 和 12V,明显高于常见的压电陶瓷材料[136,137]。相应地,如图 3.15(b)所示,相位随直流偏压变化的曲线则形成了封闭的矩形形状,两次循环测量结果重复性也较好,当激励电压达到矫顽场电压时,相位发生迅速翻转,翻转角度为 180°左右。从相位翻转结果可以判断,PVDF 纳米纤维的电畴质量好、纯度高。值得注意的是,左右矫顽场电压大小不相等和蝴蝶曲线不对称的现象主要是由于静电纺丝过程中的高压极化使得 PVDF 纳米纤维材

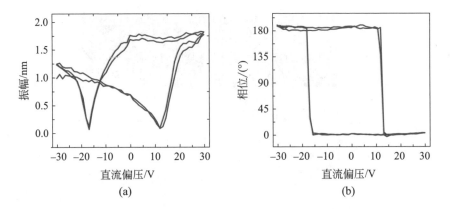

图 3.15　单根 PVDF 纳米纤维压电响应的定量测量结果
(a) 振幅随直流偏压变化曲线；(b) 相位随直流偏压变化曲线

料内部被注入一定的正电荷,造成振幅信号向左偏移。

　　由于 PVDF 纳米纤维的电畴分布不均匀,所以对纳米纤维的压电性能与位置的关系(position-dependent)进行了研究,分别测量纤维不同位置的压电常数。图 3.16(a)显示单根 PVDF 纳米纤维的面外压电响应振幅图,

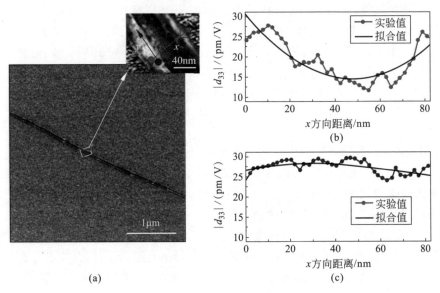

图 3.16　单根 PVDF 纳米纤维压电常数 d_{33} 的分布
(a) 单根 PVDF 纳米纤维的电畴分布；(b) 沿径向方向上的压电常数分布；
(c) 沿长轴方向上的压电常数分布

并分别沿着纤维径向水平方向(红线)和长轴方向(蓝线)进行振幅线性扫描,利用公式(3-15)计算出 PVDF 纳米纤维的压电常数 d_{33}。如图 3.16(b)所示,压电常数 d_{33} 沿着纤维径向方向呈现出两端大、中间小的分布,即纤维边沿处的压电性能高于纤维中间处。如图 3.16(c)所示,压电常数 d_{33} 沿着纤维长轴方向基本均匀分布,这一结果与 3.2.1 节的原子排布结果吻合,验证了静电纺丝工艺有助于 PVDF 材料实现由 α 晶相到 β 晶相的晶相转变,尤其在纤维边沿(厚度低)的位置更为明显。

　　最后,研究了 PVDF 纳米纤维压电常数 d_{33} 与纤维直径的关系。图 3.17(a)描述了不同直径的 PVDF 纳米纤维的振幅随着直流偏压的变化曲线,分别测量了 200nm,120nm 和 80nm 直径的纳米纤维,得出直径越小,$|d_{33}|$ 越大。压电常数 d_{33} 主要分布在 $-15 \sim -40$ pm/V 范围,如图 3.17(b)所示。从而得出 PVDF 纳米纤维越细,压电常数的绝对数值 $|d_{33}|$ 越大,压电性能越强,这与纤维晶相结构结果吻合。

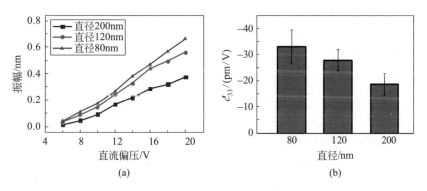

图 3.17　PVDF 纳米纤维压电常数与直径的关系

3.4　本章小结

　　本章研究了将心肌细胞的机械能转换为电能的机电转换媒介的特性,即压电材料的结构和压电性能,主要为细胞驱动的能量收集器研究作换能材料方面的准备。首先,比较了不同压电材料的压电性能和特点,分析了聚合物压电材料在生物体内能量收集器研究上的优势。接着具体分析了 PVDF 的晶相结构;比较了不同的 PVDF 结构形式;分析了 PVDF 压电纳米纤维的制备方法和制备装置;研究了电纺 PVDF 纳米纤维的形貌、特定排布和晶相结构。最后,研究了电纺 PVDF 纳米纤维的压电性能,包括

PFM 测量方法和原理、PFM 测量的关键问题、PVDF 纳米纤维的电畴分布、极化方向、电畴壁尺寸、极化翻转和压电常数 d_{33} 测量。本章研究获得的主要结论如下。

(1) 比较了各类压电材料的特性。压电聚合物具有生物兼容性好、柔性好和压电特性稳定等特点,适用于能量收集器在生物上的应用。

(2) 研究了 PVDF 纳米纤维材料的压电机理。比较了 PVDF 压电纤维和压电薄膜的制备工艺和压电特性等参数,从材料尺寸与细胞尺寸的协调程度、加工方法和压电性等方面考虑,认为压电聚合物纳米纤维更适合用于收集心肌细胞机械能的能量收集器上。

(3) 研究了 PVDF 纳米纤维的加工方法——静电纺丝,比较了近场静电纺丝和远场静电纺丝方法制备的压电材料的特点。由于远场静电纺丝制备的 PVDF 纳米纤维表面平整性较好,且纤维直径更小,本书采用远场静电纺丝制备纳米纤维。

(4) 研究了 PVDF 纳米纤维的形貌、特定排布和晶相结构。PVDF 纳米纤维具有表面光滑、直径分布范围较小、单根纤维的直径分布均匀等特点。利用不同排布的收集电极(例如平行电极、四方电极、六方电极等)可以实现相应的纤维排布图案。电纺 PVDF 纳米纤维主要含有 α 晶相和 β 晶相,并且以 β 晶相为主。静电纺丝工艺有利于 PVDF 中由 α 晶相到 β 晶相的晶相转变。

(5) 开发了单根纳米纤维压电性的 PFM 测试方法。PFM 是用于研究材料压电性的先进测试设备,但 PFM 测试单根纳米纤维的压电性具有一定的难度,主要是由于单根 PVDF 纳米纤维与导电衬底的黏附性较差,在高压下,接触扫描过程中纤维容易弹开。本书有效解决了单根压电纳米纤维的 PFM 测试问题,首先选择铂衬底作为 PVDF 纳米纤维的电纺收集衬底,通过较强的表面作用力将纳米纤维“固定”在衬底上;其次是选择弹性系数小的镀金探针来扫描柔性的 PVDF 纳米纤维,以满足探针与待测样品的弹性系数的匹配。

(6) 重点研究了 PVDF 纳米纤维的压电特性。通过全局压电响应成像,得出电纺 PVDF 纳米纤维的极化主要朝向纤维径向竖直方向。通过研究极化翻转,得出 PVDF 纳米纤维电畴尺寸和电畴壁厚度。最后定点测量了 PVDF 纳米纤维的压电常数 d_{33},平均值为 -28pm/V。d_{33} 沿着纤维长轴方向均匀分布,而沿着纤维径向方向呈边沿大中间小的分布。纤维直径越小,纤维的 $|d_{33}|$ 越大,压电性越强。

第4章 心肌细胞驱动的压电纳米纤维能量收集器

由于心肌细胞具有突出的机械性和节律性,利用特定结构的压电材料将细胞的机械能转换为电能,一方面可以为体内的微纳器件直接供电,另一方面可以用于生物细胞性质和药物筛选等研究,本书提出了心肌细胞驱动的压电纳米纤维能量收集器。基于第2章和第3章中心肌细胞的收缩机理、协调运动的研究和电纺聚合物纳米纤维压电性的研究,本章主要研究心肌细胞驱动的压电纳米纤维能量收集器的设计、制备和测试,实现心肌组织产生的机械能通过压电材料进行能量转换,以及心肌细胞层的机械能量输出和压电材料的能量转换最大化匹配,并且研究压电纳米纤维的空间排布与能量转换的关系。本章首先介绍心肌细胞驱动的微型能量收集器的概念、设计和制备工艺;其次,介绍能量收集器相关材料与部件的表征,包括压电纳米纤维排布、压电纳米纤维晶相结构和电能输出、器件界面结构、细胞培养与排布、AFM测量细胞收缩力和细胞结构染色;最后,介绍能量收集器器件性能测试,并对本书研究的器件与其他相关研究的器件性能进行比较。

4.1 心肌细胞驱动能量收集器的概念与设计

对于植入式微纳电子器件和体内微流体生物器件等潜在供能需求[138,139],使用特定结构的压电材料将心肌细胞的机械能转换成可利用的电能,是实现制备基于心肌细胞的微能量收集器的新概念。心肌细胞具有突出的机械性能和良好的节律性,单个心肌细胞能产生 $5mN/mm^2$ 的机械应力,且具有特定的收缩方向[140]。当心肌细胞形成二维或者三维组织时,其收缩运动可以有效地传递给与之直接(或间接)接触的压电材料。

心肌细胞形成心肌层或者心肌组织是为了实现心肌细胞同向同步的收缩[141-143]。心肌细胞的收缩性存在两种形式,等长收缩和等张收缩。为了实现机械能量的最大输出,需要实现张力和伸缩长度乘积的最大化。一般位于各向异性微结构上的心肌细胞的单轴伸缩长度较为明显。

采用压电纤维膜材料,纤维的方向性可引导细胞的排布方向,所以纤维排布决定了心肌层的机械收缩方向。利用定向排布的压电纳米纤维可以引导心肌细胞定向生长,实现心肌细胞收缩方向的一致性。如图 4.1 所示,心肌细胞沿着压电纤维方向生长,从而所有的心肌细胞形成细胞层,随着心肌细胞同向同步的收缩运动,压电材料将产生周期性的弯曲运动。

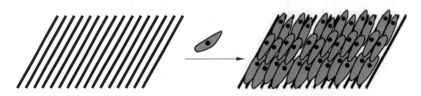

图 4.1　细胞驱动的压电式能量收集器概念

心肌细胞驱动的压电纳米纤维能量收集器的器件结构设计如图 4.2 所示。心肌细胞直接生长在压电纳米纤维膜上;采用 PDMS 薄膜作为细胞和纤维的支撑衬底;微金线作为器件的电极,半嵌在 PDMS 薄膜中,传导压电材料的电信号。本器件的设计具有以下优势:①细胞的单向排布是通过定向排布的纤维阵列引导实现的,于是细胞层可以直接驱动压电纤维层;②降低结构厚度,减小负载,得到更高的能量转换效率;③微金线半嵌在衬底中,实现了金线电极和压电纤维的直接接触,提高了器件结构的稳定性,降低了器件的厚度。

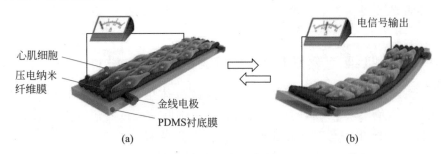

图 4.2　细胞驱动的压电纳米纤维能量收集器的器件结构设计
（a）舒张状态；（b）收缩状态

4.2　心肌细胞驱动能量收集器的制备

根据心肌细胞驱动的压电纳米纤维能量收集器的器件结构设计,图 4.3 显示了器件制备工艺流程。

（1）玻璃衬底上旋涂几十纳米厚的聚（N-异丙基丙烯酰胺）（PNIPAM）温敏材料牺牲层，然后在温敏材料层上旋涂 PDMS 薄膜，如图 4.3(a)所示。PNIPAM 的大分子链上同时具有亲水性的酰氨基和疏水性的异丙基，使得 PNIPAM 的水溶液以及交联后的 PNIPAM 水凝胶均呈现出温度敏感特性，在常温下能够发生分解反应。由于当细胞排布和生长完成后，需要将器件从衬底上释放下来，如果使用机械剥离方法释放器件会对细胞造成一定的损害，所以使用热敏材料在一定的温度变化下发生分子分解来实现器件的释放。

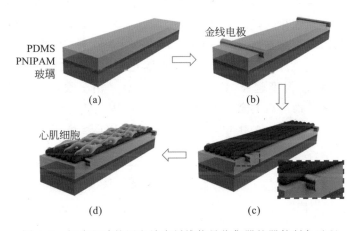

图 4.3　细胞驱动的压电纳米纤维能量收集器的器件制备过程

（2）60℃加热 30min，半固化 PDMS 薄膜，将两微金线平行半嵌入在 PDMS 膜两端，然后用半嵌入微金线的 PDMS 薄膜收集纳米纤维，如图 4.3(b)所示。

（3）使用电纺工艺制备 PVDF 压电纳米纤维（详见 3.1.4 节），使得纤维直接落在 PDMS 薄膜上，同时横跨两根微金线，与微金线形成良好的界面结构，如图 4.3(c)所示。

（4）在 PVDF 压电纳米纤维表面均匀修饰纤连蛋白（fibronectin），提取心肌细胞（详见 2.2 节），将细胞上载到压电纤维层，如图 4.3(d)所示。

表 4.1　器件加工方法和尺寸参数

器件结构	加工方法	参数
PNIPAM 膜	旋转涂布	浓度 10%，转速 1500r/min，时间 30s，厚度 80～100nm
PDMS 膜	旋转涂布	转速 6000r/min，时间 60s，重复两次，厚度 2μm

续表

器件结构	加工方法	参数
金线电极	半固化嵌入	直径 $20\mu m$
纳米纤维	静电纺丝	单层,制备工艺参数详见 3.1.4 节
纤连蛋白	滴涂	浓度 $25\mu g/mL$,嫁接时间 30min
心肌细胞	组织提取和分离	细胞密度为每毫升 1×10^6 个细胞

以上制备工艺中,PDMS 薄膜半固化工艺决定了器件结构的稳定性,其固化温度和时间的控制均至关重要。图 4.4 显示了不同温度下 PDMS 薄膜的黏附性与固化时间的关系,在 60℃和 100℃条件下,PDMS 薄膜的黏附性随时间的变化呈指数增长;而在常温(22℃)条件下,其黏附性在 90min 内基本保持不变,24h 后 PDMS 薄膜完全固化。比较 60℃和 100℃时的黏附性的变化曲线,温度越高,其黏附性变化越快。由于很难控制 PDMS 的半固化状态而且加热后的余温也会对 PDMS 的固化状态产生很大的影响,所以本实验使用的方法是在 60℃条件下半固化 PDMS 薄膜 30min。

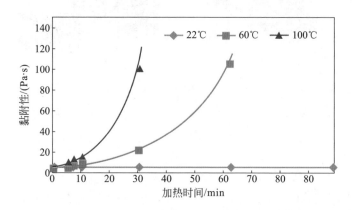

图 4.4　不同温度下 PDMS 薄膜的黏附性与固化时间的关系

4.3　心肌细胞驱动能量收集器的表征

本书研究的心肌细胞驱动的能量收集器主要包括压电纳米纤维、心肌细胞、薄膜衬底和能量收集电极,针对这几部分,本节分别进行了表征和测试,用实验方法研究了以下内容:①压电纳米纤维的定向排布、纤维的晶相结构和电压输出;②细胞培养过程、细胞排布方法、细胞收缩力测试和细胞染色观察胞内蛋白结构；③器件各部分的界面结构，包括细胞-纤维、纤维-衬底、纤维-电极-衬底界面。由于心肌细胞的生存环境要求，需要器件工作在细胞培养基中，因而对器件结构的稳定性有很高的要求。

4.3.1　压电纳米纤维排布

压电纳米纤维的排布直接影响心肌细胞的排布，以致影响器件的能量转换效率[144]。如图 4.5(a)所示，利用一对平行电极收集单向排布的纳米纤维，并将电极接地或负压。作为对比，利用圆形电极收集随机排布的纳米纤维，如图 4.5(d)所示。如图 4.5(b)和(c)所示，平行电极收集到的纳米纤维大部分保持着定向排布方式，与电极基本保持垂直，角度为($90°\pm5°$)的纤维比例达到 73%。而如图 4.5(e)和(f)所示，圆形电极收集的纳米纤维也呈现笔直排布，但其排布方向是任意的。特别地，本研究直接使用 PDMS 薄膜作为纤维收集衬底，在薄膜边沿设计合适的电极，用于控制纤维的排布，并且位于薄膜上的定向排布的金线电极对也有助于纤维的定向排布。上述方法实现了纳米纤维在薄膜衬底上的直接上载，避免了柔性纳米纤维

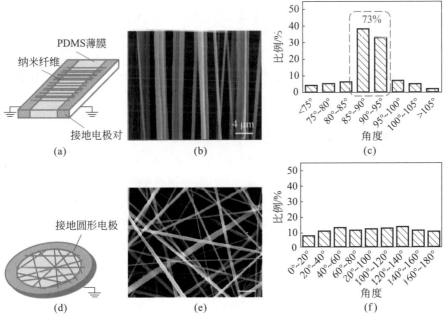

图 4.5　PVDF 纳米纤维的排布结果

(a)~(c) 定向排布；(d)~(f) 随机排布

难以转移的难题。

4.3.2　压电纳米纤维的晶相结构和电压输出

PVDF 是一种常见的压电聚合物材料,主要具有 α 晶相和 β 晶相,α 晶相不具有压电性,而 β 晶相具有压电性(详见第 3 章)。静电纺丝工艺除了制备 PVDF 聚合物纤维结构,还可以作为极化方法来提高纤维材料的压电性。通常用于表征材料晶相结构的方法有 X 射线衍射(XRD),傅里叶变换红外光谱(Fourier transform infrared spectroscopy,FTIR)和拉曼光谱(Raman spectra)。由于 PVDF 各晶相之间的势能差较小,有些晶相对应的 2θ 相差很小,很难分辨出重叠的晶相曲线,于是通常结合两种晶相表征方法来测量 PVDF 的晶相结构[145]。

图 4.6 显示了电纺 PVDF 纳米纤维膜的晶相结构。图 4.6(a)显示了纳米纤维膜在不同极化电压和纤维排布下的 FTIR 谱图,在波数为 $1432cm^{-1}$,$1275cm^{-1}$,$1072cm^{-1}$ 和 $843cm^{-1}$ 时出现了对应于 β 晶相的波峰,得出 30kV 电压下的纳米纤维膜的 β 晶相峰强于 15kV 电压的情况,以及纤维排布对纤维晶相结构没有明显影响。在一定电压范围内,随着电压的增加,静电纺丝过程中的射流受到的拉伸极化效果增强,于是所制备的 PVDF 纳米纤维膜中 β 晶相含量和压电性随着电压增加而逐渐提高。当电压过大时,射流的运动速度增大,使得刚制备的纳米纤维在强电场中被拉伸极化的时间缩短,同时会降低射流运动的稳定性,使得射流的有效拉伸程度降低,最终纳米纤维膜中 β 晶相含量反而减少。

为了进一步测量电纺 PVDF 纳米纤维材料的晶相成分,图 4.6(b)显示了纳米纤维膜的 XRD 谱图。纳米纤维材料在 2θ 为 20.7°时出现了对应于晶面[110]的 β 晶相,在 36°处出现了对应于[200]晶面的 β 晶相。并且定向排布的纳米纤维膜的 β 晶相(红线)多于随机排布的情况(蓝线),这是由于纳米纤维落在收集衬底前,受到静电场作用和衬底上其他纳米纤维的影响,使得刚制备的纳米纤维晶相结构还没有完全稳定。定向排布的纳米纤维有助于提高纤维中偶极子排布的一致性,而随机排布的纳米纤维使得纤维中的偶极子排布更加分散。定向排布的 β 晶相分子链间距由于机械力和电场力的拉伸作用,方向的一致性更高,于是表面分子链取向度得到提高,而且定向排布的 PVDF 纳米纤维的结晶度和晶粒尺寸相比随机排布的纤维也有轻微提高,所以定向排布的 PVDF 纳米纤维具有更高的 β 晶相含量和取向度。

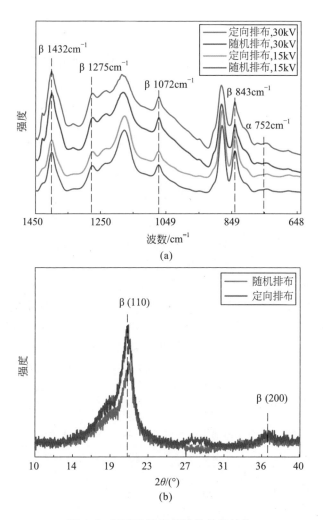

图 4.6　PVDF 纳米纤维的晶相结构

（a）纳米纤维膜在不同极化电压和纤维排布下的 FTIR 谱图；（b）纳米纤维膜的 XRD 谱图

　　上文通过静电纺丝方法制备了具有压电特性的 PVDF 纳米纤维，下文对纳米纤维制备成的能量收集器件进行电能输出测试。为了更好地比较器件的压电输出，在器件结构设计方面，器件结构和细胞驱动的器件结构保持一致（除了不具有细胞结构），器件结构如图 4.3（c）所示。当施加一定外力时，测量纳米纤维能量收集器的电信号输出。图 4.7 显示了不同排布的 PVDF 纳米纤维器件的电压输出，在相同的外力驱动下，定向排布纤维器件

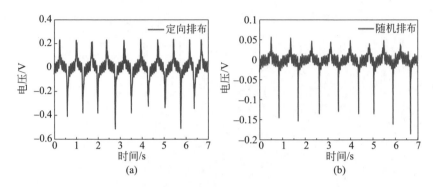

图 4.7 PVDF 纳米纤维器件的电压输出

电压输出的平均峰值为 0.4V,随机排布的电压输出的平均峰值为 0.15V。

评价纳米纤维能量收集器的压电输出性能,不仅要衡量器件的输出电信号和面积指标,还需要衡量器件的工作频率和纤维直径指标,这是由于压电材料对工作频率反应灵敏,不同工作频率下,其输出性能相差较大。根据第 3 章对纤维压电性随直径变化的分析,纤维直径也会影响器件性能。表 4.2 显示了单层电纺 PVDF 纤维能量收集器的输出性能。器件的输出性能与纤维数量直接相关,表 4.2 给出了器件的纤维数量与电压电流输出。电纺 PVDF 纤维膜的电能输出可以达到几伏电压和几微安电流,单层纤维的电压输出一般在百微伏量级,电流在十几纳安量级。器件的工作频率一般在几赫兹,在人们日程生运动的频率范围内。

表 4.2 单层电纺 PVDF 纤维能量收集器输出性能比较

年份	研究机构	纤维数量	纤维直径	器件有效面积*	电能输出
2010	美国伯克利加州大学[84]	1 根	$0.6\sim6.5\mu m$	$(0.6\sim6.5\mu m)\times$ $(100\sim600\mu m)$	$5\sim30mV$, $0.5\sim3nA$, $2\sim4Hz$
2012	中国台湾中山大学[146]	单层	$15\mu m$	$4cm^2$	$43.6mV$, $15Hz$
2015	中国台湾中央大学[147]	2000 根, 单层	$0.9\sim2.5\mu m$	$5cm$ 长	$0.8V$, $30nA$

* 器件的有效面积表示纤维的占有面积。

4.3.3 器件界面结构

器件结构的稳定性是影响工作在水溶液中的器件的另一重要因素。

图 4.8 显示了器件结构中的 PVDF 纳米纤维、PDMS 薄膜和金线三者之间的相互连接结构。如图 4.8(a)所示,在定向排布的器件结构中,两根金线半嵌在 PDMS 薄膜衬底中,纳米纤维落在 PDMS 薄膜上,并且与金线形成熔融的接触结构。如图 4.8(b)所示,金线的直径约为 $20\mu m$,有一些定向排布的纳米纤维横跨金线,并且与金线形成熔融的接触结构,纳米纤维的两端也半嵌在 PDMS 薄膜衬底中。如图 4.8(c)所示,纳米纤维基本定向排布,同样由于静电力的牵引,纳米纤维也半嵌在 PDMS 薄膜衬底中。如图 4.8(d)~(f)所示,作为对照组,随机排布的纳米纤维和金线以及 PDMS 薄膜衬底均具有稳定的界面结构。

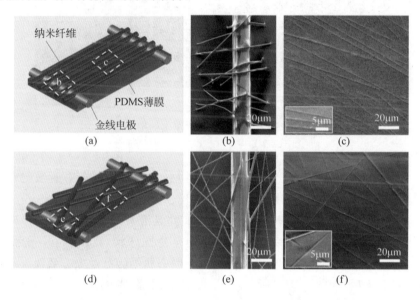

图 4.8　PVDF 纳米纤维、PDMS 薄膜和金线的界面结构
(a)~(c) 定向排布；(d)~(f) 随机排布

4.3.4　细胞培养过程与排布

对器件结构的稳定性研究之后,本节将研究细胞上载和培养过程。图 4.9 显示了心肌细胞在图 1.8 的结构上生长的过程。通过估算细胞的覆盖面积,得出可行的细胞密度为每毫升 1×10^6 个心肌细胞,细胞培养方法详见 2.2 节。图 4.9(a)~(c)显示了在定向排布的纳米纤维上生长的心肌细胞培养过程。当细胞培养一天后,如图 4.9(a)所示,大部分细胞呈现圆球状,存在三种可能的分布状态:悬浮在培养基中、靠近但还未贴附在培养

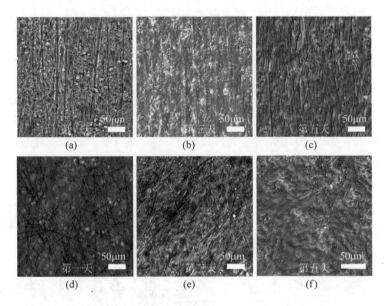

图 4.9　心肌细胞在纳米纤维上的培养过程
(a)~(c) 定向排布；(d)~(f) 随机排布

衬底上和已经贴附在衬底上但还未进行伸展；只有极少部分心肌细胞贴附在培养衬底上,呈长条状,并且沿着纤维长轴方向伸展。当细胞培养三天后,如图 4.9(b)所示,细胞铺满了培养衬底并且沿着纳米纤维排布,单向排布的纳米纤维隐约可见,只有少部分细胞呈现圆球状,亮白色。一般情况下,如果三天后心肌细胞仍呈现圆球状,表明心肌细胞已经失去活性。当细胞培养五天后,如图 4.9(c)所示,明显地,心肌细胞沿着纳米纤维排布的方向伸展,单根纳米纤维的排布清晰可见,在每根纳米纤维周围均有许多与纤维同向排布的心肌细胞,细胞伸展成长条形,亮白色的细胞都已在培养基更换时被去除。作为对照组,图 4.9(d)~(f)显示了生长在随机排布的纳米纤维上的心肌细胞培养过程。当细胞培养一天后,如图 4.9(d)所示,纳米纤维在培养基中同样清晰可见,大部分细胞呈现圆球状,并且悬浮在培养基中,但未贴附在培养衬底上。当细胞培养三天后,如图 4.9(e)所示,细胞随机排布在纳米纤维上并且铺满了培养衬底,随机排布的纳米纤维排布隐约可见;只有极少量细胞失去活性,呈现圆球状。当细胞培养五天后,如图 4.9(f)所示,心肌细胞无规则地伸展在培养衬底上,并且覆盖了随机排布的纳米纤维。

心肌细胞在单向纳米纤维的培养衬底上成膜后,心肌细胞排布与衬底纤维排布基本一致,并且所有细胞的收缩频率相等,收缩步调基本一致。接下来研究细胞收缩的稳定性,为细胞长期稳定的驱动能量收集器做准备。图 4.10 显示了定向排布的心肌细胞的收缩频率随时间的变化过程。在细胞体外培养的第一天,细胞的收缩频率为 8Hz 左右,频率过高是由于胞外钙环境变化造成心肌细胞的应激反应;在细胞体外培养的前三天,细胞的收缩频率一直下降到稳定的收缩频率(1.1Hz);最后,细胞的收缩频率保持在 1.1Hz 左右。

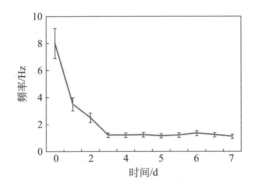

图 4.10 心肌细胞的收缩频率变化

细胞与纤维的界面结构体现出生物-非生物结构的稳定性,下面利用环境扫描电子显微镜(environmental SEM,ESEM)观察单个心肌细胞和纳米纤维的界面结构。如图 4.11(a)所示,心肌细胞生长在定向排布的纤维(黄色箭头指向)上,在同向纤维上生长的细胞呈现出同一排布方向。如图 4.11(b)

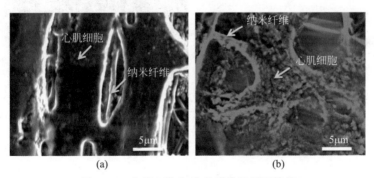

图 4.11 心肌细胞与纳米纤维的界面结构

(a)定向排布;(b)随机排布

所示,心肌细胞生长在随机排布的纤维膜上,单个心肌细胞呈现"五角星"形状。

4.3.5　细胞收缩力测试

综合以上对器件各部分结构的表征和器件稳定性的研究,器件呈现出稳定的结构和优化的细胞排布。本节将定量地测量心肌细胞的收缩力。

采用原子力显微镜(atomic force microscope,AFM,JPK Instrument NanoWizard®)测量出整个细胞薄膜的收缩力分布图。AFM 主要用于在大气和液体环境下对各种材料和样品进行纳米区域的物理性质(包括形貌)进行探测,或者直接进行纳米尺度或级操纵[148,149]。本书使用 AFM 对活细胞的收缩机械力进行实时测量,如图 4.12 所示。图 4.12(a)为 AFM 测量细胞机械力的原理图,采用接触模式测量,即显微镜探针和细胞始终保持接触。但由于细胞是柔软的,倒锥形的探针较容易刺破细胞膜,所以在探针的针尖引入一颗氧化硅纳米颗粒,通过颗粒的弧形表面来与细胞直接接触。由于细胞收缩过程中,细胞厚度会发生一定周期性的变化,所以通过测量细胞推动探针的力,得出细胞本身的收缩机械力。图 4.12(b)显示了 AFM 测量定向排布的细胞薄膜收缩力的过程,通过与细胞接触的探针实时记录细胞收缩变化过程。

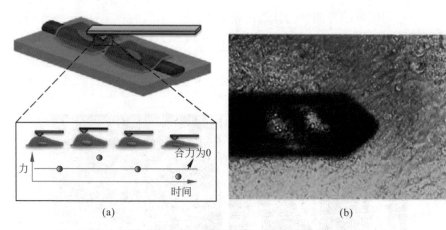

(a)　　　　　　　　　　　　(b)

图 4.12　AFM 测量心肌细胞的收缩力

(a) AFM 测量细胞机械力的原理图;(b) AFM 测量定向排布的细胞薄膜收缩力的过程

图 4.13 显示了定向排布和随机排布的细胞薄膜的机械力分布。如图 4.13(a)所示,细胞Ⅰ的收缩力呈周期性变化,变化频率为 1.1Hz,周期

性稳定,振幅保持不变,除极速度快;周围其他细胞也进行同步、同向的收缩,并且收缩周期、频率和振幅均与细胞Ⅰ保持一致。由此可得出细胞的同步、同向、周期性的收缩运动使得细胞薄膜具有较高的驱动能力。作为对照组,如图 4.13(b)所示,细胞Ⅰ的收缩力变化周期不稳定,并且振幅也随时间波动,还存在细胞暂停跳动的情况;周围其他细胞的跳动不同向,跳动步伐与细胞Ⅰ不一致。由此可得出细胞的不同步、不同向、无周期性的收缩运动分散和削弱了细胞薄膜的驱动能力。

图 4.14 显示了 AFM 测量的细胞收缩运动引起的高度变化。在不同细胞排布下,心肌细胞的收缩形变量差别不大,在 0.16~0.18 μm 范围内;定向排布细胞的收缩频率不变,而随机排布细胞的收缩频率不稳定。根据以上细胞收缩力和高度变化的研究结果,得出以下结论:①单个心肌细胞的收缩力不受衬底结构的影响;②心肌细胞收缩过程的传导性受细胞排布的影响;③定向排布的心肌细胞收缩方向一致,呈现出所有细胞收缩力的合力,实现了同向、同步的收缩运动。

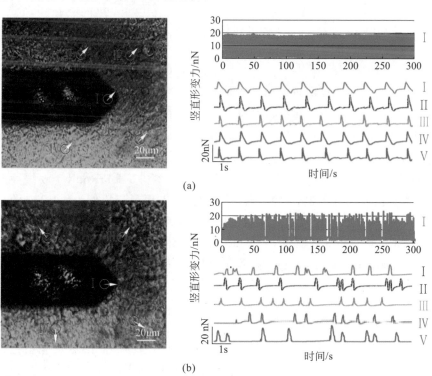

图 4.13　心肌细胞的收缩力测量结果

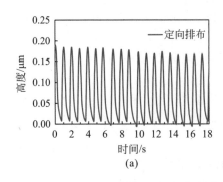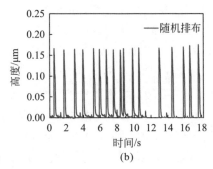

图 4.14   心肌细胞的收缩高度测量结果

4.3.6   细胞染色后的胞内蛋白结构

本节将进一步研究细胞内的结构,以及细胞驱动压电纤维的生物结构机理。与心肌细胞机械性相关的胞内蛋白包括肌动蛋白、辅肌动蛋白等,利用激光扫描共聚焦显微镜(confocal laser scanning microscope,CLSM,Zeiss AXIOobserze.Z1)观察实现细胞收缩运动的细胞内部蛋白结构与排布[150]。

激光扫描共聚焦显微镜使用激光对生物样品进行逐点、逐行、逐面快速扫描成像,用同一物镜收集扫描激光点与荧光点,使得物镜聚焦的点既是扫描激光的聚焦点,也是成像点。对显微镜进行一次调焦,调整到样品的下一个平面,依次下调,获得样品的三维结构图像,最后通过相应的计算机软件对细胞的立体结构进行成像。细胞样品准备过程是:首先清洗细胞,将细胞固定在 4% 仲甲醛缓冲液 20min,接着固定在 0.5% TritonX-100 缓冲液中,然后将细胞封在 5% 牛血清蛋白液中。接着用稀释比例为 1∶200 的小鼠抗横纹肌 α 肌动蛋白单克隆原代抗体对细胞染色 1 h,然后清洗细胞,再用 DAPI、鬼笔环肽共轭 Alexa-Fluor 488 抗体和羊抗兔抗体共轭四甲基二代抗原染色 1 h,最后清洗细胞,置于玻片上备用。

由于细胞生长在表面凹凸不平的纤维膜上,采用共焦荧光显微镜可以观察到细胞的三维结构和蛋白排布等,如图 4.15 所示。图 4.15(a)~(d)显示了生长在单向排布的纳米纤维膜上的心肌细胞荧光染色结果,图 4.15(e)~(h)显示了生长在随机排布的纳米纤维膜上的心肌细胞荧光染色结果。如图 4.15(a)所示,分布在细肌丝上的辅肌动蛋白(红色)沿着竖直方向排布,每条辅肌动蛋白链并行排布,类似于弹簧结构,组成了具有收缩功

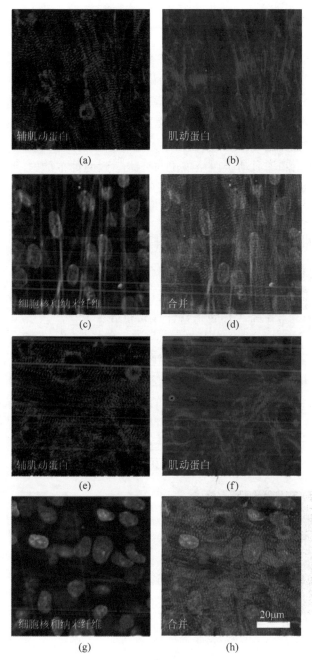

图 4.15　心肌细胞的染色蛋白排布

(a)～(d) 单向排布；(e)～(h) 随机排布

能的长链。如图 4.15(b)所示,分布在细肌丝上的肌动蛋白(蓝色)也沿着竖直方向排布,排布结构与图 4.15(a)相似。图 4.15(c)同时显示了细胞核(绿色)和纤维(绿色)的排布,细胞核呈椭圆形,沿着纤维分布,其长轴沿着纤维长轴方向,并且从细胞核颜色亮度的不同可以判断出细胞具有三维排布。把图 4.15(a)~(c)的三幅图重合起来,得到图 4.15(d),得出细胞排布与纤维排布保持一致,并且均呈现出多层分布。作为对照组,图 4.15(e)~(h)显示了随机排布的细胞没有呈现出排布一致的蛋白结构。在细胞单向排布的情况下,肌动蛋白和辅肌动蛋白呈现出与纤维一致的排布结构,细胞沿着纤维方向进行收缩运动,方向的一致性保证压电纳米纤维能量转换的有效实现。

4.4   心肌细胞驱动能量收集器的性能测试

上文主要对能量收集器的设计、制备和表征进行分析,本节将介绍心肌细胞驱动的能量收集器的性能测试,包括测试准备、测试平台搭建和性能测试结果,其中测试准备工作包括器件释放和培养。

4.4.1   心肌细胞驱动能量收集器的释放

当细胞培养七天后,心肌细胞已经在定向排布的纤维膜上形成紧密的、连续的细胞薄膜,并且细胞保持一致的收缩方向。此时利用室温分解温敏牺牲层,即位于 PDMS 薄膜和玻璃衬底的连接层——PNIPAM 温敏材料层受温度的变化,会发生分解反应,把细胞-纤维膜从玻璃衬底上释放下来。如图 4.16(a)所示,细胞-纤维膜结构从衬底上释放后,细胞-纤维膜首先弯

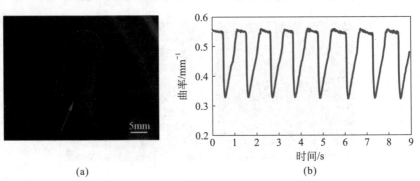

(a)   (b)

图 4.16   器件释放后的运动

(a) 细胞-纤维膜释放之后发生的卷曲过程;(b) 细胞-纤维膜的曲率随时间的变化

曲成卷曲形状,然后在细胞收缩运动的驱动下,细胞-纤维膜伸展。随着细胞收缩的节律,细胞-纤维膜进行周期性的弯曲,经过计算,其曲率如图 4.16(b)所示。细胞-纤维膜释放后的卷曲频率和细胞释放前的频率保持一致,表明细胞自收缩过程不随纤维膜的释放而变化。

4.4.2　心肌细胞驱动能量收集器的测试环境

由于能量收集器工作环境的特殊性,所以对器件测试环境有更高的要求。测试噪声可能来自细胞-纤维膜收缩造成培养基水环境的不稳定,以及周围环境中的白噪声。为了更精确地测量心肌细胞驱动的能量收集器的性能输出,在消音室环境中测量器件的电信号输出,并且将细胞保持在 37℃ 的水浴培养环境中。高精度的测量仪器纳伏表(Keithley 2182A)用于测量器件的电压输出,皮安表(Keithley 6485)用于测量器件的电流输出。

4.4.3　心肌细胞驱动能量收集器的电能输出

心肌细胞驱动压电纳米纤维发生形变,使得纤维两端形成电势差。器件的结构模型图如图 4.17(a)所示,压电纳米纤维和柔性薄膜衬底同时发生形变,由于衬底厚度大于纤维直径,使得衬底被拉伸而纤维被挤压,纤维两端连接的电极产生电势差。当电极外接电信号测试仪器时,器件模型就形成了闭环电路,从而测量压电纳米纤维的电压信号、电流信号和电荷量的变化。当心肌细胞驱动压电纳米纤维周期性地发生弯曲形变时,电信号也呈现相同的变化频率。器件的等效电路如图 4.17(b)所示,压电纳米纤维等效成电荷源,并与纤维的等效内阻 R_0 和等效电容 C_0 并联。当器件与外界负载相连时,在细胞的驱动下,器件向负载输出电信号,其中 R_L 为负载的

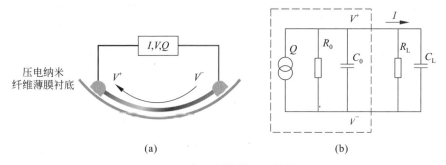

(a)　　　　　　　　　　(b)

图 4.17　器件的结构模型和等效电路

(a) 器件的结构模型;(b) 器件的等效电路

等效内阻，C_L 为负载的等效电容。

图 4.18 显示了压电纳米纤维能量收集器在心肌细胞驱动下的电信号输出结果。如图 4.18(a)所示，器件实现了连续稳定的电压输出，电压输出范围为 0.19～0.28V，其连续测量时间超过 6min。相应地，器件也实现了连续稳定的电流输出，电流输出范围为 40～60nA，如图 4.18(b)所示。采集到的电信号均具有良好的周期性，其平均频率为 1.08Hz，从电信号的峰较窄可见，细胞进行收缩的过程比较短暂，从而得出细胞收缩的传导性可以近似同步驱动外部结构，如图 4.18(c)和(d)所示。与图 4.7 相比，心肌细胞驱动的器件的电压输出有一定的削弱，这是由于器件工作环境的影响，使内阻增大，消耗了部分输出信号。

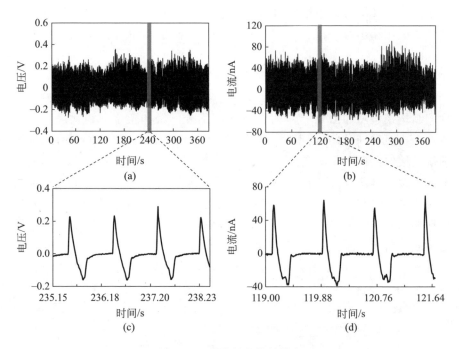

图 4.18　器件的电信号输出
(a)和(c) 电压信号；(b)和(d) 电流信号

细胞密度是影响器件性能的关键因素。图 4.19 显示了器件的功率密度随细胞密度的变化，当细胞密度为 8×10^6 个/mL 时，器件的功率密度达到最大值，为 24.6nW/cm²；当细胞密度为 1×10^6 个/mL 时，器件的能量转换效率最高，即单个细胞的功率密度达到最大，器件的功率密度为

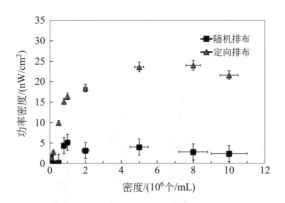

图 4.19　器件功率密度与细胞密度的关系

16.4nW/cm²。根据 4.3.6 节的细胞染色结果，当细胞密度为 1×10^6 个/mL 时，细胞呈现出了多层结构。当增大细胞密度时，细胞继续一层一层叠加，随着细胞密度的提高，细胞薄膜厚度增加。由于细胞密度过高会影响细胞本身的收缩运动和营养传输，进而影响细胞活性，导致器件功率密度并没有等比例增大，所以选择合适的细胞密度也是实现性能优化的细胞驱动能量收集器的关键。

　　PDMS 衬底膜厚度也是影响器件性能的关键因素。图 4.20 显示了器件功率密度与 PDMS 膜厚的关系。器件功率密度随着 PDMS 膜厚的降低而提高。以上实验均基于 $2\mu m$ 厚的 PDMS 膜的研究。对应于特定的应用和功率需求，可以通过控制 PDMS 膜厚来实现。能量转换的稳定性也是能

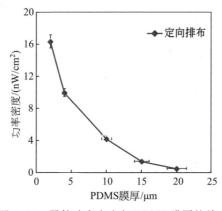

图 4.20　器件功率密度与 PDMS 膜厚的关系

量收集器的评价指标。如图 4.21 所示,两周之后定向排布的收缩细胞数量下降 10% 左右,四周之后下降 30% 左右。影响器件电信号输出稳定性的因素主要有细胞的收缩力、频率和收缩寿命以及周围环境的影响。

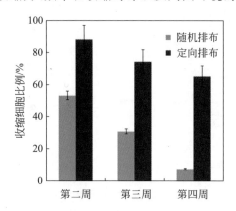

图 4.21   收缩细胞比例随时间的变化

    心肌细胞主要用于实现驱动微结构,可以应用于微驱动器、微机器人等。关于细胞驱动的能量收集器的研究较少,表 4.3 显示了细胞驱动的能量收集器性能比较。从前两个例子中可以看出,利用压电陶瓷材料作为器件的能量转换材料,器件的输出性能较小,这主要是由于压电陶瓷材料的生物不兼容性,使得需要外加隔膜来避免细胞和压电材料的直接接触,从而增加了细胞驱动的负载。我们的工作是利用柔性的 PVDF 纳米纤维作为器件的能量转换材料,实现了更高的电信号输出和更高的功率密度。

表 4.3   细胞驱动的能量收集器性能比较

	研究机构	压电材料	细胞种类	细胞数量*	电输出
2007 年	日本东京农工大学[54]	PZT 微纤维	心肌细胞	5cm² 面积	40~80mV,1~2Hz
2011 年	韩国西江大学[55]	PMN-PT 压电膜	心肌细胞	4mm² 面积	1.48~4.19mV,1Hz
本研究	清华大学	PVDF 纳米纤维	心肌细胞	$1×10^6$ 个/mL 细胞密度 2mm² 面积	0.2V,45nA

* 表示细胞数量不详的情况下用细胞占地面积表示。

4.5　本章小结

本章提出了一种利用特定排布的压电纳米纤维材料将心肌细胞的机械能转换为电能的创新换能方法,初步制备了基于心肌细胞机械收缩的能量收集器原型。由于器件工作在培养基环境中,所以对器件结构稳定性要求很高,本章详细研究了器件的界面结构,包括细胞与纳米纤维的界面、纳米纤维与 PDMS 衬底的界面和 PVDF 与金线电极的界面,均表现出了稳健的结构。能量收集器的电压输出为 200mV,电流输出为 45nA,细胞收缩频率为 1.1Hz,实现了将心肌细胞的收缩机械能转换为电能。本章研究获得的主要结论如下。

（1）提出了心肌细胞驱动的压电纳米纤维能量收集器概念,利用自收缩的心肌细胞驱动压电纳米纤维发生形变,从而产生电能。

（2）提出了定向排布的压电纳米纤维引导心肌细胞定向排布的方法。通过设计一定数量定向排布的纳米纤维,使心肌细胞沿着纳米纤维长轴方向定向排布,实现了心肌细胞在纳米纤维上定向排布,并形成膜。这种方法无需要特定图案的纤连蛋白表面改性,直接实现了心肌细胞的定向排布。

（3）利用半固化工艺实现纤维、电极与衬底三者之间的稳定结构,并且直接在器件衬底上接收和定向排布电纺 PVDF 压电纳米纤维,减少了压电材料转移等步骤。直接将心肌细胞上载到纤维上,使得心肌细胞与压电材料直接接触,两者之间形成了良好的界面结构。

（4）分析了心肌细胞内蛋白排布与纤维排布的关系。利用荧光染色法,观察了肌动蛋白和辅肌动蛋白的排布,均与纤维的定向排布有关。基于细胞内蛋白排布结果,得出体外培养的心肌细胞仍然具有很好的机械收缩性,并且细胞薄膜是由几层细胞叠加而成,有助于驱动压电纳米纤维弯曲。

（5）实现了心肌细胞驱动压电纳米纤维的弯曲运动。纤维弯曲的频率与细胞收缩运动频率保持一致。当细胞密度为 1×10^6 个/mL 时,能量转化效率最高。细胞收缩运动频率稳定,长期稳定工作四周后,具有收缩性的心肌细胞还有 60% 以上。

（6）为了提高能量收集器的电输出性能,需要改进的工作主要有以下三方面:提高心肌细胞纯度、优化器件设计和提高 PVDF 纳米纤维的压电性能。最重要的改进工作是提高压电材料的压电性能,从而提高能量转换效率。

第5章 超高压电性的聚合物纳米纤维

随着可穿戴、便携式和植入式电子设备[38,147,151-153]的发展,柔软质轻的聚合物压电材料[154]再度引起研究者的关注。虽然 PVDF 压电材料在机械强度和生物兼容性方面优于压电陶瓷等压电材料,但是由于 PVDF 压电材料一直受限于聚合物材料的半晶态结构[155],导致其压电常数远低于压电陶瓷等材料[156,157],使得提高 PVDF 压电材料的压电性能成为瓶颈问题,制约了 PVDF 压电材料的研究以及在能量转换和传感等方面的应用。影响 PVDF 压电性的因素主要有结晶度、β 晶相含量和 β 晶相取向分布[158],通常提高 PVDF 材料压电性能的方法有机械拉伸、高压极化、静电纺丝和微纳结构复合结晶,以上四种方法主要用于提高 β 晶相含量,而对提高 β 晶相取向一致化方面的研究较少。另外,由于 PVDF 材料的各种晶相的势能差别较小,存在一定程度的退极化现象,导致电纺 PVDF 纳米纤维压电性的稳定性较低。本章将重点研究 PVDF 压电材料 β 晶相取向的一致性和压电性的稳定性,建立高压电性的压电聚合物的结构模型。

本章围绕提高聚合物 PVDF 纳米纤维压电性能展开研究。首先,介绍 PVDF 压电纳米纤维压电常数 d_{33} 的影响因素及其压电特性的提升方法;其次,介绍 PVDF/多壁碳纳米管(MWCNT)复合压电纳米纤维,分析 MWCNT 提高 PVDF 压电纳米纤维压电性能的机理,观察 MWCNT 在压电纳米纤维中的分布,并分析复合压电纳米纤维的形貌结构和压电晶相结构;然后,介绍 PVDF/GO 复合压电纳米纤维,研究 GO 在压电纳米纤维中的分布,测量复合压电纳米纤维的电畴分布和压电常数等;最后,建立高压电性的复合聚合物材料的结构模型,并进行实验验证,讨论不同 PVDF 基的微纳米材料的压电性能。

5.1 影响 PVDF 纤维材料压电性的因素

影响 PVDF 压电性的主要因素有结晶度、β 晶相含量和 β 晶相取向分布[158]。结晶度是材料在晶化过程中晶态物质的相含量,PVDF 聚合物材料的结晶度一般为 50%,并伴随着晶相转换而发生变化。PVDF 压电材料的晶态结构的晶相主要有 α 晶相、β 晶相和 γ 晶相,其中 β 晶相的压电性最强,而 α 晶相没有压电性。所以,提高 β 晶相的含量是实现具有一定压电性的 PVDF 材料的关键。

β 晶相的取向及其取向分布也是影响 PVDF 纳米纤维压电性的重要因素。用来表征纳米纤维微结构特性的参量主要包括晶粒形貌、晶粒尺寸及尺寸分布和晶粒取向,其中,晶粒取向与多晶材料的性能关系非常密切,尤其对于本书所讨论的半结晶压电聚合物 PVDF 材料。具体到电纺 PVDF 纳米纤维,其压电性能很大程度上依赖于纤维中极性 β 晶相的取向分布。而纳米级的一维 PVDF 材料晶粒取向分布主要受到其制备工艺条件的影响,特别地,PVDF 和其他材料的复合结构也能对其晶粒取向分布产生全局影响。

5.2　PVDF 纤维材料压电特性的提升方法

传统的 PVDF 粉末常常以能量最低的 α 晶相存在,不具有压电性,只有经过极化工序处理的 PVDF 聚合物才具有压电特性。PVDF 材料极化方法主要有机械拉伸[96,159,160]、高压极化、静电纺丝[161-164]和微纳结构复合[117,165-170]。其中机械拉升和高压极化是提高 PVDF 材料压电性的常用方法,静电纺丝集合了机械拉升和高压极化两种方法,主要用于纤维材料的极化,这三种方法均属于物理方法。微纳米结构的添加与复合属于化学方法,即微纳米结构和 PVDF 聚合物链发生化学反应,使得发生 α 晶相到 β 晶相的晶相转变,从而提高 β 晶相的含量;而且微纳米结构附近的 β 晶相排布也受到影响。

5.2.1　机械拉伸

机械拉伸是实现 PVDF 压电性的重要步骤。当施加机械拉伸作用时,PVDF 纤维材料中的大分子链被拉长并生成更多的 β 相晶相。PVDF 是由—CF_2CH_2—长链组成的聚合物,其中,α 晶相具有螺旋式构象,β 晶相具有全反式构象。在外界定向的机械拉伸过程中,螺旋式的 α 晶相结构会发生调整,逐渐形成全反式构象的 β 晶相结构,并且 C—C 长链方向也朝着机械拉伸的方向靠拢,如图 5.1 所示。但由于 PVDF 材料的各种晶相的势能差别较小,仅通过机械拉伸的方法极化,很容易发生退极化现象[171],导致

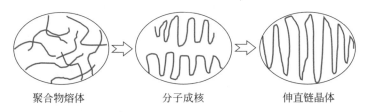

聚合物熔体　　　　　分子成核　　　　　伸直链晶体

图 5.1　机械拉伸提高 PVDF 压电性的示意图

PVDF 压电性能的稳定性较低。拉伸后的 PVDF 纤维的压电性较弱,还需对其进行其他方式的极化处理[172]。

5.2.2　高压极化和静电纺丝

　　高压是一种常用的极端物理条件,能够改变原子壳层状态和原子间距。PVDF 材料的压电性能,主要取决于 β 晶相偶极子所形成的自发极化量值,这个极化量值既与其本身的分子结构有关,又与对其高压极化的工艺条件(电场强度、温度和时间)有关。一般高压极化过程为:把纤维置于高电压、低电流的针尖电极下,经电晕放电极化,电荷在纤维的上、下表面产生强电场,导致分子链中偶极子的定向排列,即发生 α 晶相到 β 晶相的晶相转变,如图 5.2 所示。为了得到更多 β 晶相,需要强电场极化、高温热极化和更长的极化时间等,最终实现偶极子链最大程度地沿着电场方向定向排布,并导致永久极化,而 PVDF 纤维材料的压电特性就是各个方向上偶极子极性求和的结果。

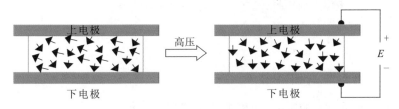

图 5.2　高压极化提高 PVDF 压电性的示意图

　　由于仅依靠以上一种极化方法很难得到具有较高压电性能的 PVDF 纤维材料,所以通常情况下要结合机械拉伸和高压电场来实现 PVDF 材料的极化。前面论述了对 PVDF 进行机械拉伸时,可以产生一部分极性晶相(β 晶相或 γ 晶相),实现在机械拉伸方向上较小的压电特性。如果同时还施加相同方向的高压电场,一方面可以进一步实现 α 晶相到 β 晶相的晶相转变,另一方面可以提高极性晶相方向的一致性,最后得到压电性能优化的 PVDF 纤维材料。

综上,结合机械拉伸和高压电场两种极化方法,能够实现具有一定压电性的 PVDF 纤维材料,而静电纺丝正是这两种极化工艺的结合。PVDF 聚合物粉末的晶相结构是 α 晶相,由于静电纺丝过程中的高压电场和机械拉伸作用,α 晶相中偶极子的方向重新调整,使得部分 α 晶相转变为 β 或者 γ 晶相,如图 5.3 所示。根据 3.3 节关于静电纺丝的研究,得出纳米纤维越细,其压电性能越好,但仍然存在一定量的 α 晶相,所以仅依靠静电纺丝极化方法还不能够使 PVDF 压电纤维的压电性能达到传统压电陶瓷的水平。

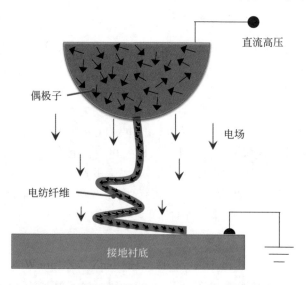

图 5.3　静电纺丝提高 PVDF 压电性的示意图

5.2.3　微纳米材料复合

由于能量势垒的限制,使用机械拉伸和高压极化(或者静电纺丝)方法实现的晶化是有限的。并且在电纺之后,由于极化状态不稳定,还存在退极化的现象,使得压电性能衰减。还有关于静电纺丝和高压极化结合的研究[26],即在静电纺丝过后,对纤维进行额外的高压极化,但这种方法操作复杂,对极化环境要求很高,通常在煤油或者硅油的环境下进行极化,而且极化效果并不显著。于是有学者尝试从化学变化的角度去实现,即通过添加一定的材料,与 β 晶相发生反应或者辅助静电纺丝的极化过程,例如添加碳纳米管(CNT)、金属离子等微结构来提高电纺过程中极性晶相的转变。

对于多晶态的高聚物,在其聚合物链内部的复合掺杂剂(例如其他聚合物、微纳米材料等)通常会对其晶相结构产生一定的影响。将微纳米材料复合和静电纺丝工艺结合,利用微纳米材料提高 PVDF 前聚液的导电性或者极性(图 5.4),可以达到提高电纺 PVDF 纳米纤维的 β 晶相含量及其定向排布的目的。首先,PVDF 与微纳米材料的复合可以促进 PVDF 的结晶过程,微纳米材料的表面电荷与 PVDF 的偶极子发生相互作用,降低了PVDF 结晶的自由能,从而提高了 PVDF 的结晶度和极性晶相含量,即 α 晶相逐渐减少,而 β 和 γ 晶相逐渐增多。然后,静电纺丝过程中的机械拉伸和高压极化进一步提高极性晶相的转变以及极性晶相的定向排布程度。但现有研究缺乏对 PVDF 复合纳米纤维结构的详细分析和晶相转变机理探索[173,174],使得 PVDF 纳米纤维的压电性停留在有限的水平。接下来的章节将详细研究具有超高压电性的 PVDF 复合纳米纤维及其压电性机理。

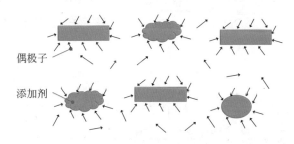

图 5.4　微纳米材料与 PVDF 复合提高其压电性的示意图

5.3　PVDF/MWCNT 压电纳米纤维

电纺 PVDF 纳米纤维是一维纳米材料,其直径一般在几纳米到几微米范围内,其长度可以长达数米,远远超过其直径大小。PVDF 中 C—C 主链的排布方向也主要沿着纤维长轴方向,与特定结构的一维纳米材料复合可以调节 PVDF 纳米纤维的晶相结构,例如纳米管、纳米线等。碳纳米管(CNT)表面碳原子的 sp^2 杂化轨道可以阻挡外界应力传递给聚合物材料。CNT 的比表面积高,具有大量的 π 电子,而且 π 电子能与 PVDF 中的—CF_2 基团建立相互作用。CNT 包括单壁碳纳米管(single-walled CNT,SWCNT)、双壁碳纳米管(double-walled CNT,DWCNT)和多壁碳纳米管(multi-walled CNT,MWCNT)[175]。与 SWCNT 相比,MWCNT 的机械强度更高、分散性更好,较少出现弯曲和团聚现象,所以在高压作用下 MWCNT 更容易分布均匀,并在长条形的 PVDF 纳米纤维中定向排布[176-179],相较于其他碳纳米管,MWCNT 在有机溶剂中的分散性最好[180]。

5.3.1　PVDF/MWCNT 纳米纤维的结构设计

通过 MWCNT 与 PVDF 的复合来提高 PVDF 纳米纤维的极性结晶含量,如图 5.5 所示。静电纺丝过程中的机械拉伸作用可以使 PVDF 长链和一维 MWCNT 沿着机械拉伸的方向连续排布,并且高压电场也可以使 MWCNT 沿着同一方向排布,如图 5.5(a)所示。利用 MWCNT 的 π 电子与 PVDF 的—CF_2 键的相互作用,使得—CF_2 基团发生翻转,排布在 MWCNT 的交界面,于是可以形成全反式构象的 β 晶相,如图 5.5(b)所示。

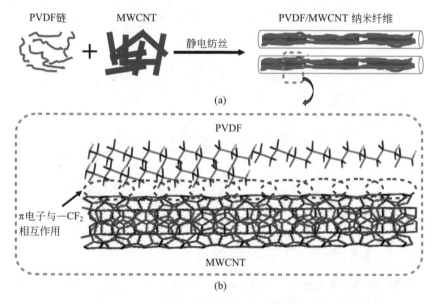

图 5.5　PVDF 和 MWCNT 组成的复合纳米纤维的形成过程和相互作用

5.3.2　PVDF/MWCNT 纳米纤维的制备

本实验采用的 MWCNT 购自北京德科岛金公司,MWCNT 的纯度为 95%,其平均直径为 8～10nm,长度约为 30μm。本节研究的 PVDF/MWCNT 纳米纤维通过高压静电纺丝工艺制备,主要的工艺步骤如下。

(1) 前聚液配制。首先按照 4:6 的质量比例配比二甲基乙酰胺

(DMAC)和丙酮的复合溶剂 10mL,然后取一定量的 MWCNT 粉末加入复合溶剂中,磁力搅拌 30min,MWCNT 的比例(质量比)有 0.01%,0.05%,0.1%,0.2%,0.5% 和 1.0%。取 1.6g 的 PVDF 粉末与上述 MWCNT 溶液混合,手动摇晃直至粉末全部被溶剂覆盖。然后在 60℃ 的条件下磁力搅拌 2h,得到棕黑色透明溶液,PVDF 的含量为 16%。

（2）远场静电纺丝。将前聚液注入 50mL 注射器中,接上不锈钢针头(型号为 25G,内径 0.25mm),然后将高压源的正极接在针头上,硅基衬底接地,针头距衬底的距离为 12cm,溶液推进速率为 0.1mL/h 和 2.0mL/h。启动高压源,调至＋30kV 高压,开始 PVDF 纳米纤维的制备,采用平行电极收集 PVDF/MWCNT 纳米纤维。

5.3.3　PVDF/MWCNT 纳米纤维的形貌和晶相结构表征

首先研究 PVDF/MWCNT 纳米纤维的晶相结构与 MWCNT 含量的关系。图 5.6 显示了 PVDF/MWCNT 纳米纤维在不同速率,不同 MWCNT 含量下的 XRD 谱图。如图 5.6 所示,在 17.7°和 18.3°处出现的峰对应于 α 晶相。在低速率下,PVDF/MWCNT 纳米纤维的 α 晶相峰比 PVDF 纳米纤维的弱,并在 MWCNT 质量含量为 0.1% 时,α 晶相峰最弱。在 20.5°处出现的峰对应于晶面为[200]和[110]的 β 晶相,并且 β 晶相峰随着 MWCNT 含量的增加,先增强再减弱,并在 MWCNT 质量含量为 0.1% 时,β 晶相峰最强。当 MWCNT 的质量含量超过 0.2% 时,MWCNT 的伸展和沿纤维长

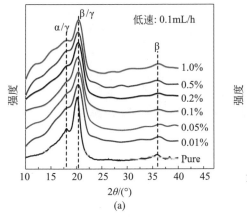
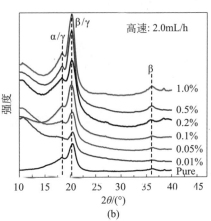

图 5.6　PVDF/MWCNT 纳米纤维在不同速率下的 XRD 谱图

(a) 低速率；(b) 高速率

轴的排布受到影响,降低了 MWCNT 辅助 PVDF 极性晶相的生成和一致排布。

图 5.7 显示了在不同喷射速率下制备的 0.1% 的 PVDF/MWCNT 纳米纤维的 SEM 图和纤维直径统计图。如图 5.7(a)和(b)所示,纳米纤维表面光滑,单根纤维直径分布均匀。如图 5.7(c)和(d)所示,低速率下制备的纤维的直径主要分布在 200～500nm 范围内,高速率下制备的纤维的直径主要分布在 400～700nm 范围内,这是由于速率的降低有利于 MWCNT 在 PVDF 中的分散,并且 MWCNT 上的电荷会与高压化的电纺喷头形成相互斥力,使得 PVDF 高分子链被拉长的时间变长,得到的纤维直径更小。

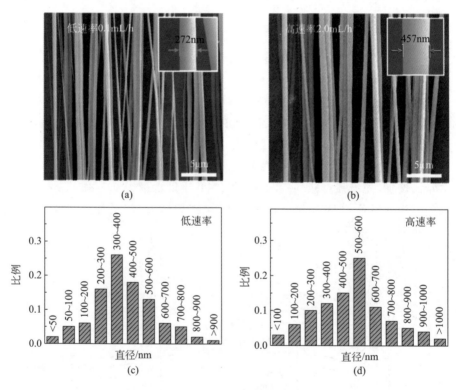

图 5.7　PVDF/MWCNT 纳米纤维的 SEM 图和直径纤维统计图
(a)～(b) SEM 图;(c)～(d) 直径纤维统计图

图 5.8 显示了不同速率下制备的 PVDF/MWCNT 纳米纤维的明场 TEM 图。在低速率下,如图 5.8(a)所示,纤维内部具有定向排布的深颜色

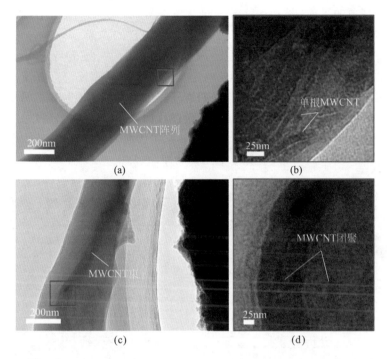

图 5.8　MWCNT 在 PVDF/MWCNT 纳米纤维中分布的 TEM 图

(a)~(b) 低速率；(c)~(d) 高速率

带,并沿着纤维长轴方向。根据 3.2.1 节介绍的 PVDF 纳米纤维的内部结构均匀分布,可知 TEM 图中的深颜色带就是 MWCNT。也可以由元素原子序数的差别来判断,MWCNT 是由碳元素组成,而 PVDF 是由碳、氟和氢元素组成,较重元素的 TEM 成像颜色更深,所以也可以得知中间的长条带就是 MWCNT 阵列。MWCNT 定向排布是由于:①在静电纺丝过程中,MWCNT 随着射流方向定向排布在生成的纳米纤维中,并在高压电场的空间中被拉伸;②由于 MWCNT 具有较高的机械强度,使得 MWCNT 和 PVDF 长链均沿着纤维长轴方向排布。对图 5.8(a)的局部区域进行观察,得到图 5.8(b),图中单根 MWCNT 清晰可见,MWCNT 比较均匀地分布在纤维中,并且基本按照纤维长轴方向排布。作为对比,在高速率下,如图 5.8(c)和(d)所示,MWCNT 在纤维内团聚成束,所以速率低更容易实现 MWCNT 在 PVDF 纳米纤维中的定向排布。

　　由于单根 MWCNT 的长度约是 $30\mu m$,而图 5.8 只显示了低于 $1\mu m^2$ 的区域。为了验证 MWCNT 整体的定向排布,排除 MWCNT 发生折叠或者弯曲等现象的可能,图 5.9 显示了同一根 MWCNT 在 PVDF/MWCNT 纳米纤维中的定向排布,图 5.9(a)是 MWCNT 的左部分,图 5.9(b)是 MWCNT 的右部分,两图拼凑在一起就能观察到同一根 MWCNT 沿着纤维长轴笔直延伸,由此图可知实现定向排布的 MWCNT 长度至少达到 $15\mu m$(由蓝色箭头指示)。由于在 TEM 观察实验中,当 TEM 的放大倍数过小,很难观察出 MWCNT 和 PVDF 的区别。所以通过以上明场 TEM 观察,得出低速制备的 MWCNT 均匀地分布在 PVDF 纤维体系中,并且沿着纤维长轴方向定向排布,不会发生团聚和卷曲现象。

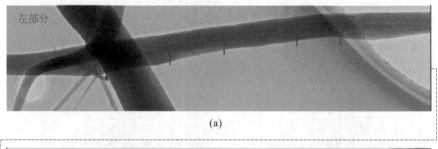

(a)

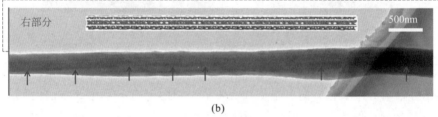

(b)

图 5.9   单根超长 MWCNT 在 PVDF/MWCNT 纳米纤维中定向排布的 TEM 图

接下来,进一步观察 PVDF/MWCNT 纳米纤维的原子结构。图 5.10 显示了 PVDF/MWCNT 纳米纤维的高倍率 TEM 图和不同区域的快速傅氏变换(fast Fourier transformation,FFT)图。如图 5.10(a)所示,中间区域出现了明显的分界线,上部分的原子颜色较浅,而下部分的原子颜色较深,这表明中间区域的 MWCNT 含量较高。由于纤维边沿的厚度较小,所以纤维边沿的原子定向排布更明显。对比图 5.10(b)和(c),纤维中间区域的结晶程度比边沿高。由于聚合物单晶的电子放射率低,所以通过高倍率 TEM 无法直接观察嵌入在 PVDF 介质里的 MWCNT 结构。

图 5.11 显示了不同速率下制备的 PVDF/MWCNT 纳米纤维的差示扫描量热法(differential scanning calorimetry,DSC)谱线。DSC 设备来自美国 TA Instruments 公司,型号为 Q5000IR,扫描温度为 $100\sim200℃$,升

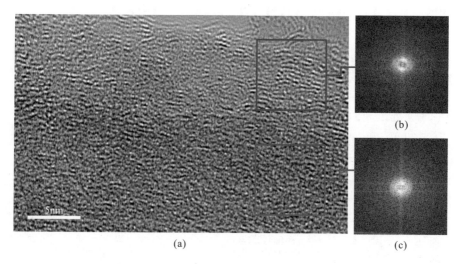

图 5.10　PVDF/MWCNT 纳米纤维的原子结构

（a）高倍率 TEM 图；（b）～（c）FFT 图

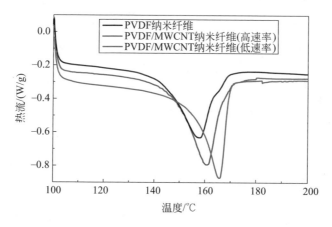

图 5.11　PVDF/MWCNT 纳米纤维的 DSC 谱线

温速率为 1℃/min。对比图中三条曲线,得出 MWCNT 的添加使得纳米纤维的熔化温度峰右移并且峰面积变小。通常情况下,α 晶相和 β 晶相的熔化温度在 167～172℃,其中 β 晶相的熔化温度高于 α 晶相,γ 晶相的熔化温度在 179～180℃。这表明 PVDF/MWCNT 纳米纤维的 β 晶相含量高,使得纳米纤维的熔化温度升高。对比不同速率下制备的 PVDF/MWCNT 纳米纤维的 DSC 曲线(蓝色和红色曲线),低速率下制备的纳米纤维的熔化温度高于高速率下纳米纤维,表明速率低有利于实现 PVDF 中 α 晶相到 β 晶相的晶相转变，这与前面得到的 XRD 和 TEM 结果吻合。

　　以上定性地分析了 MWCNT 对 PVDF 晶相转变的影响，接下来对各种晶相的成分进行定量的研究。由于 γ 晶相的构象与 α 晶相以及 β 晶相有一定的相似，所以还需要通过反卷积的处理方法来分离各种晶相曲线。图 5.12(a)~(c)显示了不同样品的 XRD 谱线的晶相分峰结果。在 17.7° 和 18.3°处出现的峰对应于晶面为[100]的 α 晶相，在 20.5°处出现的峰对应于[110]和[200]晶面的 β 晶相，在 36.1°处出现的峰对应于[201]和[111]晶面的 β 晶相，在 18.5°处出现的峰对应于[202]晶面的 γ 晶相。

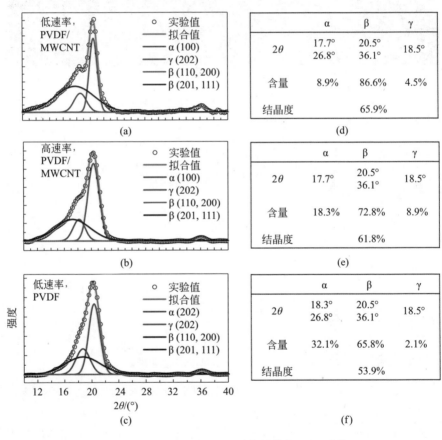

图 5.12　PVDF/MWCNT 纳米纤维的 XRD 谱线

(a)~(c) 分峰曲线；(d)~(f) 晶相分析结果

　　从图 5.12(d)~(f)可以看出，PVDF/MWCNT 纳米纤维的结晶度高于 PVDF 纳米纤维，这是由于一维结构的 MWCNT 与 PVDF 中的—CF_2 基团存在相互作用,使得部分无定型 PVDF 结构被调整为结晶态,主要贡献在极性的 β 晶相。低速率下制备的 PVDF/MWCNT 纳米纤维的 β 晶相含量高达 86.6%,这是 MWCNT 辅助 PVDF 发生极性结晶的结果。

图 5.13 显示了 PVDF/MWCNT 纳米纤维极性 β 晶相和 γ 晶相含量与 MWCNT 含量的关系。PVDF/MWCNT 纳米纤维的极性晶相含量高于 PVDF 纳米纤维,当 MWCNT 含量达到 0.1% 时,复合纳米纤维的极性晶相最高,包括 β 晶相和 γ 晶相。其中 γ 晶相也是通过 α 晶相转变而成的,但是其含量远低于 β 晶相。所以纳米纤维的压电性主要依靠 β 晶相的极性作用。

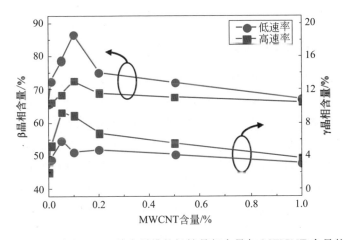

图 5.13　PVDF/MWCNT 纳米纤维的极性晶相含量与 MWCNT 含量的关系

5.3.4　PVDF/MWCNT 纳米纤维的压电性能分析

综上对 PVDF/MWCNT 纳米纤维的形貌结构和晶相结构表征,得出如图 5.14 所示的纳米纤维晶相变化过程示意图。通过在 PVDF 纳米纤维中复合 MWCNT,使得 PVDF 的 β 晶相含量提高。通过优化静电纺丝工艺参数,在机械拉伸产生的切应力和高压极化的共同作用下,MWCNT 均匀地分布在 PVDF 介质中,并沿着纳米纤维的长轴方向笔直排布。MWCNT 的锯齿形(zigzag-structured)碳链骨架将部分 PVDF 中的无定型结构和非极性的螺旋式 α 晶相转变为全反式 β 晶相。高压极化有助于一维 MWCNT 和一维 PVDF 长链沿着电场方向排布和拉伸;再者,高压极化使得极性的 MWCNT 产生内建电场,增强了与 PVDF 的静电力,从而产生更

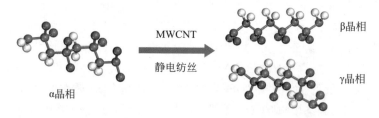

图 5.14　PVDF/MWCNT 纳米纤维的晶相变化示意图

多极性晶相。另外,MWCNT 的高机械强度使得 PVDF/MWCNT 纳米纤维的压电晶相结构稳定。

5.4　PVDF/GO 纳米纤维

　　5.3 节实现了 PVDF/MWCNT 复合纳米纤维,并提高了 β 晶相含量及其排布一致性,但仅靠 MWCNT 上的 π 电子和 PVDF 上的—CF₂ 的相互作用,很难显著提高纤维材料的压电性能。设想利用其他特定的低维材料实现 PVDF 纳米纤维压电性能的提高,所需的低维材料应该具有以下特点:①材料表面有大量的能与 PVDF 反应的官能团,②材料的比表面积大,③材料结构对 PVDF 的 β 晶相的形成和定向排布有引导作用。石墨烯的衍生物——氧化石墨烯(graphene oxide,GO)即能满足以上三个特点。

5.4.1　PVDF/GO 纳米纤维的结构设计

　　GO 是广泛研究的石墨烯衍生物,相比于原始石墨烯(pristine graphene),GO 具有大量的多类型的含氧官能团[181-183]。GO 是由 sp^2 碳共轭域和 sp^3 氧化域组成,表面 sp^3 杂化碳与环氧基(—O—)和羟基(—OH)相连,边缘连接羰基(C=O)和羧基(—COOH),其表面还存在大量空洞缺陷,如图 5.15 所示。设想:①通过 GO 易卷曲的二维结构来引导 PVDF 纳米纤维的压电晶相的生长,②利用 GO 层表面和周围的官能团与聚合物上的官能团形成有效化学键,进一步指引纤维的极性晶相形成。

　　将 GO 纳米材料与 PVDF 聚合物复合,由于 GO 表面官能团表面带负电,使得 PVDF 链上的—CH₂ 和—CF₂ 基团可以与 GO 的官能团形成化学键,GO 上的 π 电子也和 PVDF 链形成静电力,并建立氢键作用,如图 5.16 所示。于是利用 GO 大量的表面含氧官能团和 π 电子与 PVDF 的相互作

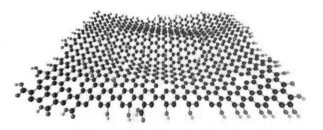

图 5.15　GO 结构示意图

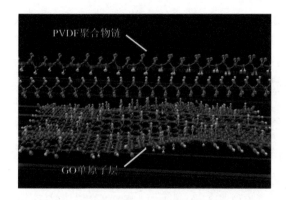

图 5.16　PVDF 与 GO 的结构关系和相互作用

用,使得 PVDF 的 α 晶相转变为 β 晶相的势垒降低。首先,在静电纺丝之前,PVDF 与 GO 复合过程中就发生了极性晶化,但是由于 GO 均匀分布在 PVDF 前聚液中,各个方向的晶相极性之和为零;然后,利用静电纺丝过程中的高压和机械拉伸,使得极性晶相的偶极子朝着电场方向进行排布(极限情况下,如果所有的偶极子均朝着同一方向排布,就得到了单晶材料),并利用 GO 的二维结构,指引极性晶相朝着电场方向排布;最后,在电纺后,由于 GO 内建电场作用,偶极子退极化的比例极大降低,使得电纺制备的聚合物纳米纤维的压电晶化最佳。

5.4.2　PVDF/GO 纳米纤维的制备

　　本实验所使用的 GO 购自北京德科岛金公司,GO 的纯度为 99%(质量百分比),含氧官能团比例为 30%~40%,平均厚度为 0.55~1.2nm,平均直径为 0.5~3μm,GO 层数为 1~5 层,其平均尺寸为 8~10nm,长度为 30μm。本节研究的 PVDF/GO 纳米纤维是通过远场高压静电纺丝工艺制备的,主要的工艺步骤如下。

(1)前聚液配制。首先按照 4∶6 的质量比例配比二甲基乙酰胺(DMAC)和丙酮复合溶剂 10mL,然后取一定量的 GO 粉末加入复合溶剂中,磁力搅拌 30min,水浴超声 2h(超声功率为 8W),所配溶液比例(质量比)有 0.1%,0.5%,1.0%,2.0% 和 4.0%。取 1.6g 的 PVDF 粉末(分子量为 534000)与以上 GO 溶液混合,手动摇晃直到粉末全部被溶剂覆盖。接着在 60℃ 的条件下磁力搅拌 2h,得到棕黑色溶液,其中 PVDF 的质量含量为 16%。

(2)远场静电纺丝。将前聚液注入 50mL 注射器中,接上不锈钢针头(型号为 25G,内径为 0.25mm),将高压源的正极接在针头上,硅基衬底接地,针头距衬底的距离为 12cm,溶液推进速率为 0.1mL/h。启动高压源,调至 +30kV 高压,开始 PVDF 纳米纤维的制备。

5.4.3 PVDF/GO 纳米纤维的结构和性能表征

5.4.3.1 复合纳米纤维形貌和结构表征

首先对电纺 PVDF/GO 纳米纤维的表面形貌和内部原子结构进行研究,图 5.17 显示了 GO 质量含量为 1.0% 的 PVDF/GO 纳米纤维的 SEM 图。从图中看出,PVDF/GO 纳米纤维无限拉伸,其直径分布均匀,但其表面出现凹凸不平的现象,与 3.2.1 节介绍的 PVDF 纳米纤维的光滑表面形貌存在较大的差异,这表明 GO 分布在纳米纤维中,并且影响了纳米纤维的形貌结构。如图 5.17(a)所示,PVDF/GO 纳米纤维膜均存在纤维表面不光滑的现象,这说明 PVDF/GO 纳米纤维结构的形成与制备时间先后无关,而与材料本身结构有关。如图 5.17(b)所示,PVDF/GO 纳米纤维的凹

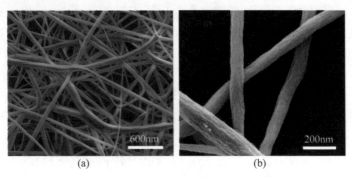

(a)   (b)

图 5.17   PVDF/GO 纳米纤维的 SEM 图

凸条纹主要是沿着纤维长轴方向,这说明 GO 在 PVDF 介质中的排布方向也受到静电纺丝高压极化的影响。并且由于 GO 二维褶皱结构的影响,纳米纤维表面呈现出沿着纤维长轴方向的褶皱条纹结构。

接下来对 PVDF/GO 纳米纤维的内部结构进行深入研究。图 5.18 显示了直径为 45nm 的 PVDF/GO 纳米纤维的明场 TEM 图和电子能量损失谱(electron energy loss spectroscopy,EELS)图。如图 5.18(a)所示,在纤维的边沿附近,出现了边界明显的片层结构,并且沿着纤维长轴方向伸展,没有出现任何褶皱和团聚现象。对比 PVDF 纳米纤维的均匀结构,得出这些片层结构是 GO 薄片,并且包裹着 PVDF 长链。选择图 5.18(a)中的纤维右上角区域进行元素体扫描,生成 EELS 图,得到的 5.18(b)~(d)图分别表示氧、碳和氟元素的元素分布,其中碳和氟元素均匀分布在纤维结构中,说明 PVDF 覆盖了整个纤维结构,而氧元素的均匀分布表明 GO 不仅存在于纤维的左右边沿,而且包裹着整根纤维。利用能谱仪(energy dispersive spectrometer,EDS)对纤维的元素含量进行扫描,得到如图 5.19 所示的分布图。GO 质量含为 1.0% 的 PVDF/GO 纳米纤维含有 45.7% 碳元素、34.3% 氟元素和 6.2% 氧元素,还存在原子序数小的氢原子无法通过 EDS 检测。

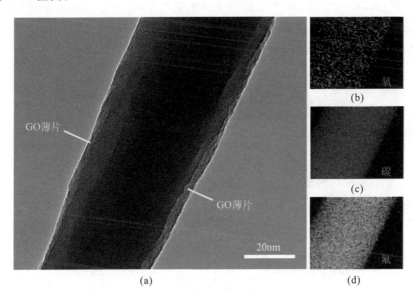

图 5.18　PVDF/GO 纳米纤维的明场 TEM 图和 EELS 图

(a) TEM 图;(b)~(d) EELS 图

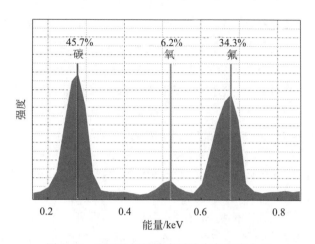

图 5.19　PVDF/GO 纳米纤维中各元素含量

接着进一步对 GO 在 PVDF/GO 纳米纤维内的分布进行研究,图 5.20 显示了 PVDF/GO 纳米纤维径向的元素线扫描,得到纤维的界面面分布。对 TEM 图中的纤维进行元素扫描,得到对应的元素含量随扫描距离的变化关系。从图中可以看出,纤维的碳和氟元素分布曲线呈外凸形的抛物线形状;而纤维的氧元素在纤维两端处随纤维厚度的增大而升高,在纤维中间呈凹形的抛物线形状,并且氧元素含量的最大值正好位于纤维 TEM 图中的分界线。以上分析表明 PVDF/GO 纳米纤维中 GO 分布在纤维的表层,而 PVDF 介质均匀地分布在纤维内,形成了特定的芯-壳结构。

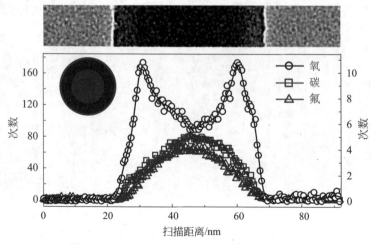

图 5.20　PVDF/GO 纳米纤维径向元素面分布

　　接下来,对 PVDF/GO 纳米纤维沿着长轴方向的元素分布进行研究,图 5.21 显示了 PVDF/GO 纳米纤维沿着纤维长轴方向的元素分布。如图 5.21(a)所示,元素扫描曲线正是纤维边沿处的 PVDF 与 GO 的分界线。纤维中的元素分布情况如图 5.21(b)所示,碳、氟和氧元素均沿着纤维长轴方向均匀分布,并且碳和氟元素的比值最大,表明此分界线处的 GO 含量最高。图中氧元素的含量次数(相对量)大概为 10,与图 5.20 中氧元素分布的两个尖峰数值吻合。通过对 PVDF/GO 纳米纤维的元素分布的研究,可以得出纤维中的 PVDF 和 GO 的分布情况。

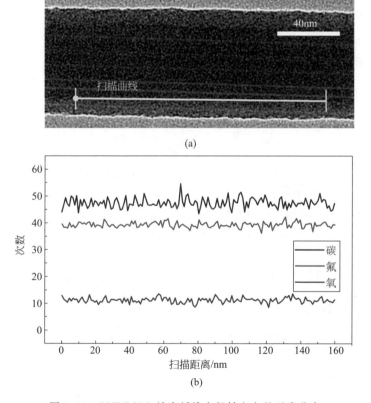

图 5.21　PVDF/GO 纳米纤维在长轴方向的元素分布

　　接下来,将建立简单的数学模型,验证 PVDF/GO 纳米纤维的芯-壳结构。如图 5.22(a)所示,当纤维是由芯-壳结构构成时,纤维分布区域对应的厚度 h(已知元素含量与厚度成正比)为

$$h = \begin{cases} 2\sqrt{R^2-x^2} - 2\sqrt{r^2-x^2}, & (0 < x < r) \\ 2\sqrt{R^2-x^2}, & (r \leqslant x \leqslant R) \end{cases} \quad (5\text{-}1)$$

$$\frac{dh}{dx} = \begin{cases} \dfrac{2x(\sqrt{R^2-x^2} - \sqrt{r^2-x^2})}{\sqrt{R^2-x^2}\,\sqrt{r^2-x^2}} > 0, & (0 < x < r) \\ \dfrac{-2x}{\sqrt{R^2-x^2}} < 0, & (r \leqslant x \leqslant R) \end{cases} \quad (5\text{-}2)$$

其中,x 表示纤维扫描路径,R 表示纤维半径,r 表示芯半径。从公式(5-2)得出,在 0 到 r 的范围内,壳结构的元素含量随着 x 的增大而升高,当 x 大于 r 时,其元素含量随着 x 的增大而降低,即在 x 等于 r 处,壳结构的元素含量达到了最大值。于是得到了壳结构的元素含量在纤维中的分布曲线,图 5.20 中氧元素的扫描曲线与此处壳结构的元素分布曲线吻合。

图 5.22(b)显示了当纤维中的元素均匀分布时,纤维分布区域对应的厚度 h(已知元素含量与厚度成正比)为

$$\begin{cases} h = 2\sqrt{R^2-x^2} \\ \dfrac{dh}{dx} = \dfrac{-2x}{\sqrt{R^2-x^2}} < 0 \end{cases} \quad (5\text{-}3)$$

均匀分布的元素含量随着 x 的增大而升高。图 5.20 中碳和氟元素的扫描曲线与此处均匀分布的元素含量曲线吻合,于是得出 PVDF/GO 纳米纤维中 PVDF 均匀地分布在纤维内,而 GO 则主要分布在纤维外围,最后形成由 PVDF 构成的芯结构和由 PVDF 和 GO 共同构成的壳结构。

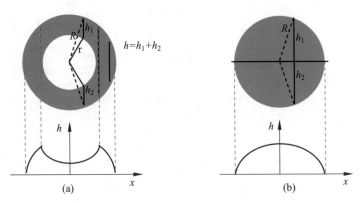

图 5.22　PVDF/GO 纳米纤维的芯-壳分布结构和均匀分布结构
(a) 芯-壳结构;(b) 均匀分布结构

通过上述关于纳米纤维的元素分布研究,得出 PVDF/GO 纳米纤维特定的芯-壳结构。图 5.23 显示了不同直径的 PVDF/GO 纳米纤维的 TEM 图,从图中可知,不同直径的纳米纤维均形成了芯-壳结构,纤维直径越大,纤维芯-壳结构的分界线越往纤维中间移动,并且芯直径与壳厚度的比值越小。以上现象说明纤维越小,GO 薄片所受到的阻力越小,于是所形成的壳结构厚度越小。

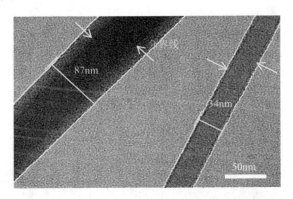

图 5.23　不同直径 PVDF/GO 纳米纤维的 TEM 图

图 5.24 显示了不同 GO 含量的 PVDF/GO 纳米纤维的 TEM 图,其 GO 质量含量分别为 0.1%,0.5%,2.0% 和 4.0%。其中图 5.24(b)和(c)呈现出了明显的芯-壳结构,而图 5.24(a)的纤维出现一部分芯-壳结构,图 5.24(d)的纤维几乎没有出现芯-壳结构。这表明当 GO 含量过高时,GO 在纤维中的运动阻力增大,使得大部分 GO 在放射性的高压电场和溶剂挥发的作用下未能运动到纤维表层;当 GO 含量过低时,GO 壳结构厚度降

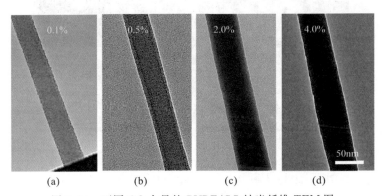

图 5.24　不同 GO 含量的 PVDF/GO 纳米纤维 TEM 图

低,使得纤维的芯-壳结构不明显。

　　以上研究了 PVDF/GO 纳米纤维结构与直径和 GO 含量的关系,下文将研究纳米纤维的原子排布和晶相结构。图 5.25 显示了 PVDF/GO 纳米纤维的高倍率 TEM 图和晶相表征图。如图 5.25(a)所示,纤维中的原子长链呈现出沿着纤维长轴方向排布,并且相互平行排布,这些长直的聚合物长链的长度至少在 5～20nm 的范围内。图 5.25(b)显示了高倍率下的原子排布结果,纳米纤维具有灰白点交替的链式结构,同一链上的原子间距约为 0.245nm,相邻链之间的距离为 0.608nm。图 5.25(c)显示了图 5.25(a)中纤维的选区衍射(selected area electron diffraction,SAED)结果,得出 PVDF/GO 纳米纤维 β 晶相的结晶结构,并且 β 晶相的排布具有一定的规律性,如图中黄色箭头指向的亮点。图 5.25(d)显示了纤维的 FFT 图,得出 PVDF/GO 纳米纤维的结晶程度较高,接着对 FFT 图进行模板处理,得到图 5.25(e),然后进行反 FFT 处理,得到去杂质的纤维结构,如图 5.25(f)

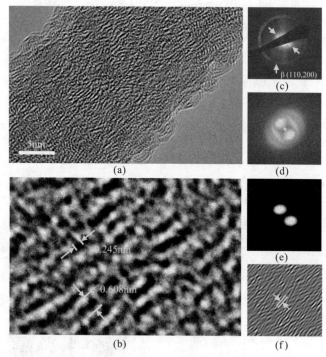

图 5.25　PVDF/GO 纳米纤维的高倍率 TEM 图和晶相表征图

(a)～(b)高倍率下的原子排布;(c)选区衍射;(d)傅里叶转换(FFT)图;

(e)模板处理后的 FFT 图;(f)反 FFT 图

所示。从图 5.25(f)得出聚合物链的单向排布方向和聚合物链的间距,从而得出 PVDF/GO 纳米纤维的原子排布主要沿着纤维长轴方向,其结晶度得到提高,尤其是晶相的定向排程度布得到很大的提升。

我们还对不同直径的 PVDF/GO 纳米纤维的原子结构和晶相结构进行研究,图 5.26 显示了不同直径的 PVDF/GO 纳米纤维的高倍率 TEM图。图 5.26(b)显示了直径为 70nm 的 PVDF/GO 纳米纤维没有明显的原子排布,从 SAED 图看出,纤维的结晶度较低。而直径为 20nm 的 PVD/GO 纳米纤维出现了明显的晶面,如图 5.26(c)所示,这说明纤维越细,纤维的结晶度越高。

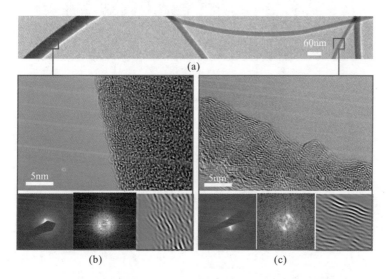

图 5.26　不同直径的 PVDF/GO 纳米纤维的高倍率 TEM 图

作为对比,图 5.27 显示了 PVDF 纳米纤维的 TEM 图。如图 5.27(a)和(b)所示,PVDF 纳米纤维的表面形貌平整,单根纳米纤维的直径分布均匀,纤维中的各元素分布均匀。但是,与 PVDF/GO 纳米纤维相比,PVDF 纳米纤维的结晶度较低,结晶面不明显,如图 5.27(c)和(d)所示。对于 10nm 直径的 PVDF 纳米纤维,其原子定向排布也不明显。以上结果说明 GO 对提高 PVDF 纳米纤维的结晶度和晶相定向排布具有显著的作用。

上文利用 TEM 定性地分析了 PVDF/GO 纳米纤维的原子结构和晶相结构,接下来定量地分析其晶相结构,利用 XRD 测试研究 PVDF/GO 纳米纤维的晶相结构和结晶度。图 5.28(a)对比了不同结构的 PVDF 和

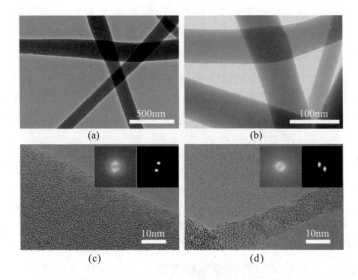

图 5.27 PVDF 纳米纤维的 TEM 图

(a)~(b) 明场 TEM 图；(c)~(d) 高倍率 TEM 图

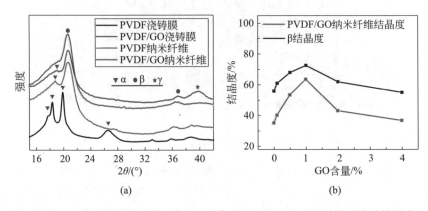

图 5.28 PVDF 和 PVDF/GO 样品的 XRD 谱图(a)和 PVDF/GO 纳米纤维的结晶度(b)

PVDF/GO 样品的 XRD 谱图。对 PVDF/GO 纳米纤维和 PVDF 纳米纤维的 XRD 谱图进行比较，当 2θ 为 20.8°和 36.5°时，两者均出现了 β 晶相，并且在 2θ 为 20.8°处的峰强最大，表明纳米纤维样品主要由 β 晶相构成；当 2θ 为 18.8°时，PVDF 纳米纤维出现了对应于 α 晶相的峰，而 PVDF/GO 纳米纤维没有出现明显的峰。对 PVDF/GO 纳米纤维和 PVDF/GO 浇铸膜的 XRD 谱图进行比较，两者均出现了 β 晶相峰，纳米纤维样品的峰强于浇铸膜样品,并且浇铸膜样品在 39.5°处出现了对应于 γ 晶相的峰,这说明在前聚液体系中已经实现了 GO 与 PVDF 链的相互作用,从而实现 PVDF 的 α 晶相到 β 晶相和 γ 晶相的晶相转变。对 PVDF 纳米纤维和 PVDF 浇铸膜的 XRD 谱图进行比较,两者存在较大的晶相差别,纳米纤维样品以 β 晶相为主,而浇铸膜样品则以 α 晶相为主,这表明静电纺丝可以极大地辅助 PVDF 材料实现 α 晶相到 β 晶相的晶相转变[184,185]。并利用反卷积技术,计算各晶相的含量。图 5.28(b)显示了 PVDF/GO 纳米纤维的结晶度和 β 结晶度与 GO 含量的变化关系。

图 5.29 显示了不同 GO 含量的 PVDF/GO 纳米纤维的 XRD 谱图,各样品均在 2θ 为 20.8°处出现了最强的峰。当 GO 含量为 1.0% 时,PVDF/GO 纳米纤维实现的最大结晶度为 72.6%,是 PVDF 纳米纤维结晶度的 1.3 倍左右,表明 PVDF/GO 纳米纤维的 β 结晶度随着 GO 含量的不同而发生变化,在 1.0% 时达到最大。

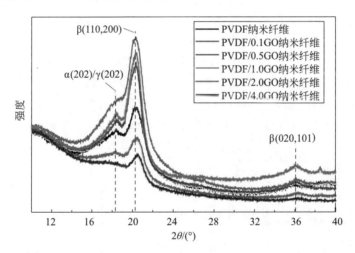

图 5.29　不同 GO 含量的 PVDF/GO 纳米纤维的 XRD 谱图

接下来,利用 FTIR 表征方法对 PVDF/GO 纳米纤维中各晶相含量进行研究。图 5.30(a)显示了不同结构的 PVDF 和 PVDF/GO 样品的 FTIR 谱图,PVDF/GO 纳米纤维在 840cm⁻¹ 处的峰面积比 PVDF 纳米纤维的更大,这表明 GO 复合有利于 PVDF 中极性晶相的生成。对 PVDF 纳米纤维和浇铸膜的 FTIR 谱图进行比较,得出静电纺丝工艺有助于 PVDF 材料中 α 晶相到 β 晶相的转变,与 3.2.3 节的研究结果一致。利用公式(5-5)得到关于极性晶相含量和 β 晶相含量与 GO 含量的变化关系,如图 5.30(b)所

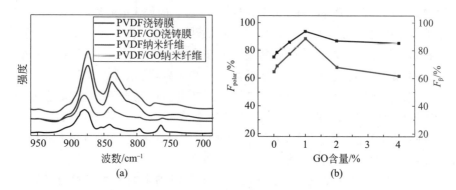

图 5.30　PVDF 和 PVDF/GO 样品的 FTIR 谱图(a)及 PVDF/GO 纳米纤维的
极性晶相含量与 GO 含量的关系(b)

示,当 GO 含量为 1.0% 时,PVDF/GO 纳米纤维的极性晶相含量达到最大
值,为 93.6%。由于 β 晶相和 γ 晶相均可能在 840cm^{-1} 处出现峰,于是需要
利用分峰软件计算出各种晶相含量。于是得出当 GO 含量为 1.0% 时,
PVDF/GO 纳米纤维具有 88.5% 的 β 晶相,所以将利用 GO 含量为 1.0%
的 PVDF/GO 纳米纤维进行接下来的压电性研究。

　　图 5.31 显示了不同 GO 含量的 PVDF/GO 纳米纤维的 FITR 谱图,其
GO 含量分别为 0,0.1%,0.5%,1.0%,2.0% 和 4.0%。其 α 晶相主要分
布在 489cm^{-1},764cm^{-1},796cm^{-1} 和 976cm^{-1};其 β 晶相主要分布在

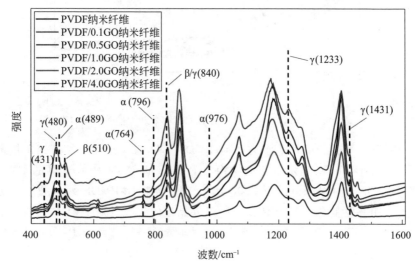

图 5.31　不同 GO 含量的 PVDF/GO 纳米纤维的 FTIR 谱图

510cm^{-1} 和 840cm^{-1}；其 γ 晶相主要分布在 431cm^{-1}，480cm^{-1}，840cm^{-1}，1233cm^{-1} 和 1431cm^{-1}。通常将 764cm^{-1} 和 840cm^{-1} 处的峰面积分别作为 α 和 β 晶相的强度，于是各晶相含量的计算公式如下：

$$F_{\text{polar}} = \frac{I_{840}/K_{840}}{I_{840}/K_{840} + I_{763}/K_{763}} \times 100\% \tag{5-4}$$

$$F_{\beta} = \frac{A_{\beta}}{A_{\beta} + A_{\gamma}} \times F_{\text{polar}} \tag{5-5}$$

$$F_{\beta} = \frac{A_{\gamma}}{A_{\beta} + A_{\gamma}} \times F_{\text{polar}} \tag{5-6}$$

其中，极性晶相的比例 F_{polar} 包括 β 晶相和 γ 晶相的比例，I_{763} 和 I_{840} 分别表示在 763cm^{-1} 和 840cm^{-1} 处的红外吸收强度，K_{763}（$6.1 \times 10^4\ \text{cm}^2/\text{mol}$）和 K_{840}（$7.7 \times 10^4\ \text{cm}^2/\text{mol}$）是吸收参数，$A_{\beta}$ 和 A_{γ} 分别表示 β 晶相和 γ 晶相的峰面积。

　　以上对 PVDF/GO 纳米纤维特有的芯-壳结构、β 晶相含量和 β 晶相排布一致性进行了深入的研究，得出 PVDF/GO 纳米纤维的 β 晶相含量达到 88.5%，并且 β 晶相排布一致性程度得到显著提高，三种电纺 PVDF 基纳米纤维的 β 晶相含量比较见表 5.1。

表 5.1　各种电纺 PVDF 基纤维器件的晶相结构比较

参数	PVDF 纳米纤维	PVDF/MWCNT 纳米纤维	PVDF/GO 纳米纤维
β 晶相含量/%	72.7	86.6	88.5
极性晶相含量/%	84.9	91.1	93.6
β 晶相排布的一致性	一般	较好	很好

5.4.3.2　纳米纤维压电性能表征

　　根据以上对 PVDF/GO 纳米纤维形貌结构和晶相结构的研究，本节将详细分析 PVDF/GO 纳米纤维的压电性，包括以下三方面内容：纤维全局压电响应成像；压电常数 d_{33} 测量；电畴极化翻转。

　　（1）纤维全局压电响应成像

　　图 5.32 显示了 PVDF/GO 纳米纤维及对照组 PVDF 纳米纤维的形貌、面外压电响应相位和振幅的分布图。扫描交流电压（V_{ac}）为 1.6V，扫描频率为探针与样品接触时的共振频率。如图 5.32(a) 所示，PVDF/GO 纳

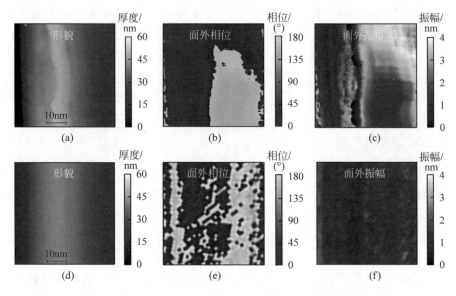

图 5.32　不同纳米纤维的形貌与面外压电响应成像图

(a)~(c) PVDF/GO 纳米纤维；(d)~(f) PVDF 纳米纤维

米纤维的扫描范围为 $50nm \times 50nm$，纤维的形貌不平整，沿着纤维长轴方向有凹凸条纹，这与纤维的 SEM 研究结果吻合。与图 5.32(a)形貌图对应的压电响应图包括图 5.32(b)的相位响应图和图 5.32(c)的振幅响应图。如图 5.32(c)所示，振幅图清晰地显示了两种大面积的面外 180°电畴，紫色区域的电畴和黄色区域的电畴方向正好相差 180°。其三维的电畴形貌如图 5.33 所示，电畴区域的完整性和平整性较好，并且在电畴交界处电畴发生迅速翻转，这表明 PVDF/GO 纳米纤维电畴的质量较好。相应地，如

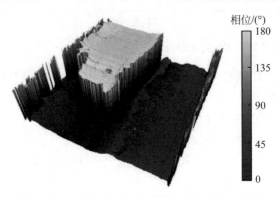

图 5.33　PVDF/GO 纳米纤维的相位分布三维图

图 5.32(c)所示,压电振幅图显示了受 V_{ac} 激励的纤维形变量变化,振幅最大值达到 4nm 左右。作为参照组,PVDF 纳米纤维的扫描面积相同,其表面形貌光滑,如图 5.32(d)所示。PVDF 纳米纤维的电畴面积小,分布分散,如图 5.32(e)所示;相应的振幅图如图 5.32(f)所示,PVDF 纳米纤维的压电响应比 PVDF/GO 纳米纤维弱。综合以上研究结果和分析,得出表 5.2 关于 PVDF/GO 纳米纤维和 PVDF 纳米纤维的全局压电响应的比较。

表 5.2 PVDF/GO 纳米纤维和 PVDF 纳米纤维的全局压电响应比较

样品	形貌	面外相位成像	面外振幅成像
PVDF/GO 纳米纤维	表面粗糙	电畴面积大	振幅为 4nm 左右
PVDF 纳米纤维	表面圆滑	电畴离散,面积小	振幅为 1nm 左右

图 5.34 显示了 PVDF/GO 纳米纤维的面内压电响应图。如图 5.34(a)和(c)所示,面内振幅的最大值为 2.1nm 左右,振幅响应较小。如图 5.34(b)和(d)所示,面内相位图中出现了相差 90°的电畴,但电畴面积较小,电畴

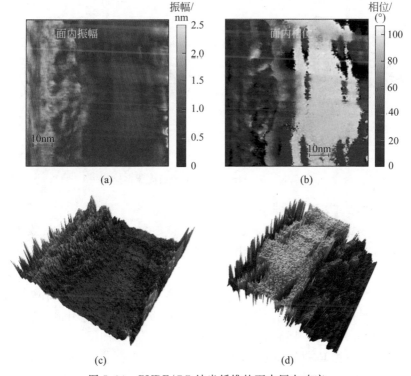

(a)   (b)

(c)   (d)

图 5.34 PVDF/GO 纳米纤维的面内压电响应

的三维成像中毛刺较多,表明电畴的质量较差。

　　作为对照组,图 5.35 显示了 PVDF 纳米纤维面内压电响应图。PVDF 纳米纤维面内振幅的最大值为 0.3nm 左右,振幅响应较小,如图 5.35(a)和 (c)所示。而面内相位图中的左上角出现了相差 90°的电畴,但电畴面积很小,如图 5.35(b)和(d)所示。

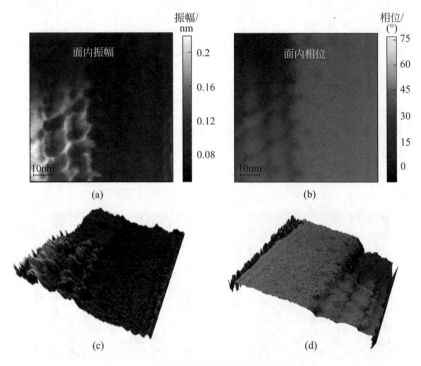

图 5.35　PVDF 纳米纤维的面内压电响应

(2) 压电常数 d_{33} 测量

　　压电常数是评价压电材料压电性的关键参数,实验上,压电常数通过测量压电材料的电滞回线分析得出。电滞回线反映出压电响应随外界直流偏压激励的变化,其中相位循环曲线体现压电电畴翻转性质,振幅循环曲线体现压电响应能力[186,187]。图 5.36 显示了 PVDF/GO 纳米纤维三次循环的相位和振幅循环曲线。循环路径为从 −30V 升到 0,从 0 升到 30V,再从 30V 降到 −30V,最后回到起始电压,依次循环下去。如图 5.36(a)所示,压电响应的相位循环曲线形成闭环,其形状近似矩形,并且循环重复性好。PVDF/GO 纳米纤维的矫顽场电压为 −14V 和 18V 左右,矫顽场电压数值

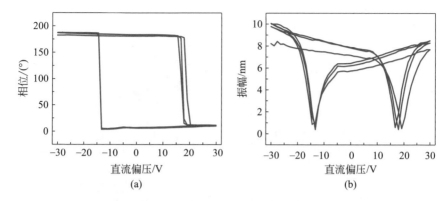

图 5.36 PVDF/GO 纳米纤维的压电相位和振幅循环曲线

不相等存在两方面的原因:一方面,由于电纺纤维内部残留了一定的自由电荷,对纤维压电响应翻转电压造成影响[134];另一方面,由于受到 PFM 扫描过程中的静电作用和一些电化学因素的影响使得 PFM 测量出现一定的滞后现象[120]。另外,压电陶瓷的矫顽场电压一般为几伏左右,而 PVDF/GO 纳米纤维的矫顽场电压数值较大,这是由于聚合物材料的高聚合度和长链结构,也是本实验历经时间长的主要原因。当外界直流偏压达到矫顽场电压时,纤维内的电畴发生翻转,并且电畴翻转迅速,这表明 PVDF/GO 纳米纤维的电畴纯度高,这与其全局压电响应结果吻合。

与相位循环曲线相应的是振幅循环曲线,如图 5.36(b)所示,振幅循环曲线也是封闭的,并且其形状近似蝴蝶的轮廓形状,于是被称为"蝴蝶曲线"。蝴蝶曲线的重复性也很好,矫顽场电压处的振幅迅速调整变化方向,比如从原来的上升趋势变为下降趋势。在外界直流偏压为 -30V 时,PVDF/GO 纳米纤维的振幅最大值达到 10nm 左右。

作为对照组,图 5.37 显示了 PVDF 纳米纤维的相位循环曲线和蝴蝶曲线。如图 5.37(a)所示,PVDF 纳米纤维相位循环曲线的重复性很好,并且在矫顽场电压处发生迅速翻转。如图 5.37(b)所示,其蝴蝶曲线的重复性也很好,左右振幅最大值差别较大,在外界直流偏压为 30V 时,振幅达到最大值,2.5nm。图 5.36 和图 5.37 的测试均是按照 3.3.1 节介绍的 SS-PFM 方法进行,所有样品的压电响应曲线均是在"关"状态下测量。

PVDF/GO 纳米纤维的压电常数(d_{33})是根据公式(3-15)计算而来的,图 5.38 显示了纳米纤维的 d_{33} 随纤维直径的变化关系。PVDF/GO 纳米纤维的 d_{33} 平均值为(-94 ± 5)pm/V,PVDF 纳米纤维的 d_{33} 平均值

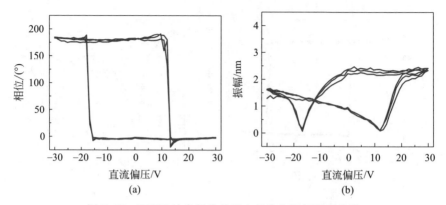

图 5.37　PVDF 纳米纤维的压电相位和振幅循环曲线

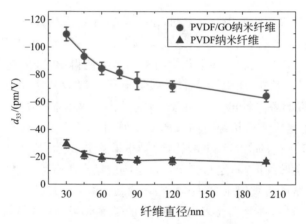

图 5.38　纳米纤维的 d_{33} 与纤维直径的关系

为 $(-21\pm2)\,\mathrm{pm/V}$，这与 Sencadas 课题组研究结果接近[136]。PVDF/GO 纳米纤维的压电常数数值随着纤维直径降低而增大，即纤维越细，其压电性能越好，这与前面关于纤维晶相结构的研究结果吻合。PVDF 纳米纤维也具有这种特性。

　　PVDF/GO 纳米纤维的压电性能还与 GO 含量有关，图 5.39 显示了 PVDF/GO 纳米纤维的 d_{33} 与 GO 含量的变化关系。GO 片层上的大量含氧官能团和 π 电子以及 GO 的二维结构均有助于 PVDF 发生晶相转变。沿着纤维长轴方向定向排布的 GO 薄片会导致周围的—CF₂CH₂—长链扭转然后形成全反式的构象，即实现 β 晶相的结晶。当 GO 含量为 1.0% 时，PVDF/GO 的 $|d_{33}|$ 达到最大，当 GO 含量过高时，β 晶相定向排布的阻力增大。

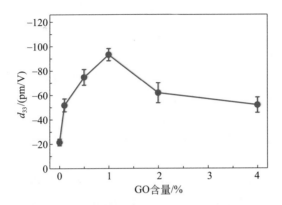

图 5.39　PVDF/GO 纳米纤维的 d_{33} 与 GO 含量的关系

接下来,我们对 PVDF/GO 纳米纤维压电系数的稳定性进行研究。图 5.40 显示了同一样品在不同时段的蝴蝶曲线测量结果。图 5.40(a) 和 (b) 是测量时间相差 20min 的测量结果,图 5.40(c) 是三个月之后对同一样

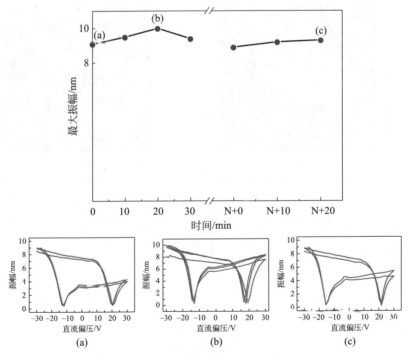

图 5.40　PVDF/GO 纳米纤维的 d_{33} 的稳定性

N 表示三个月

品蝴蝶曲线的测量结果。将三条曲线进行对比,可知 PVDF/GO 纳米纤维的压电常数几乎没有变化,并且均保持较好的重复性。

(3) 电畴极化翻转

最后对 PVDF/GO 纳米纤维的电畴极化翻转进行研究。在样品表面某点施加高于矫顽场电压的直流偏压,在共振交流电压激励下,扫描得到被极化区域的压电响应成像图。图 5.41 显示了 PVDF/GO 纳米纤维的极化翻转前后对比图。如图 5.41(a)所示,扫描范围为 550nm×550nm,极化前的纤维具有几乎一致的极化方向。首先,对图中六个选定的极化区域施加 5s 直流偏压−25V;然后,对同一区域进行压电响应扫描,得到极化后的相位图,如图 5.41(b)所示,被极化区域的极化方向发生 180°的翻转。对其中三个点(L, M 和 R)的相位进行扫描获得极化前后的相位对比曲线,如图 5.41(c)所示。极化前区域的相位保持在 180°左右,而极化后这三点(L, M 和 R)的相位降为 0,但其他未被极化的区域的相位仍然保持在 180°左

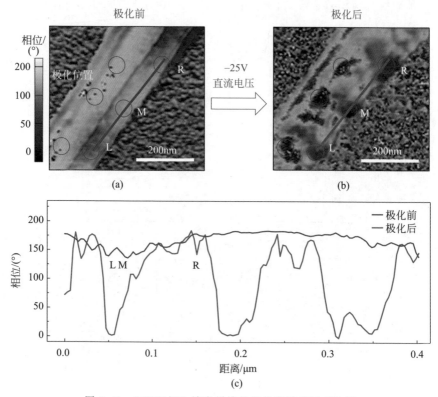

图 5.41　PVDF/GO 纳米纤维的极化翻转前后对比图

右,由此得出被极化的电畴发生了 180° 翻转,使其相位降为 0°。

5.4.4　建立 PVDF/GO 纳米纤维的芯-壳原子结构模型

综合以上关于 PVDF/GO 纳米纤维的晶相结构和压电性的研究,下面将建立纤维的结构模型并分析其超高压电性的形成机理。如图 5.42 所示,PVDF/GO 纳米纤维获得优异的压电性能是建立在芯-壳原子结构模型的基础上,此模型建立的理论依据如下。

(1) 通过 TEM 元素面扫描和线扫描手段,得出 PVDF/GO 纳米纤维形成了特定的芯-壳结构,其中 PVDF 组成纤维的芯,PVDF 和 GO 共同组成纤维的壳。图 5.42 显示了 GO 薄片包裹 PVDF 长链的芯-壳结构。芯-壳结构的形成依赖于均匀分布在电纺前聚液的 GO 运动到纤维的表层,此运动过程主要依靠三方面的作用:①在针头处放射式的高压电场作用下,表面带电的 GO 片层向外扩散;②在纤维固化过程中溶剂的挥发过程驱使 GO 薄片朝着纤维表面移动;③受静电纺丝过程中的机械拉伸作用,GO 片层沿着纤维长轴方向定向排布。

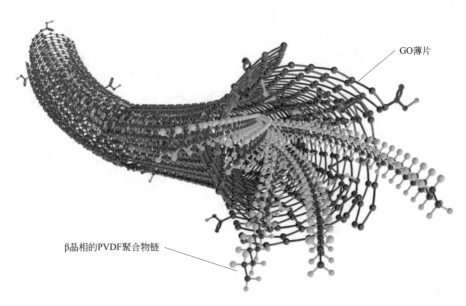

GO薄片

β晶相的PVDF聚合物链

图 5.42　PVDF/GO 纳米纤维的芯-壳原子结构模型

(2) 根据电纺纤维的延展性,得出 GO 薄片定向排布在 PVDF 长链外围,完整地围绕着 PVDF 长链。研究中使用的 GO 薄片直径一般在百纳米左右量级,如果 GO 薄片太大,GO 薄片运动到纤维表层的阻力增大,可能无法实现芯-壳结构。

（3）稳定性高的芯-壳结构有利于 GO 薄片引导附近的 β 晶相定向排布,并且保持极性晶相的含量稳定。受 GO 的含氧官能团和 π 电子与 PVDF 上的—CF$_2$ 基团的相互作用,以及氢键的作用,靠近 GO 的 PVDF 长链保持或者调整为全反式构象,于是得到模型中的 β 晶相长链的排布。

（4）受静电纺丝过程中的极化电场作用,β 晶相的极化方向发生调整,从各向同性排布到主要朝着垂直向下的方向。

根据以上对 PVDF/GO 纳米纤维的芯-壳结构建立的理论,得到 PVDF/GO 纳米纤维具有优异的压电特性,主要存在两方面的作用:①GO 结构引导 PVDF 中极性晶相的晶化,提高了 PVDF 的结晶度和 β 晶相含量;②芯-壳结构有利于 β 晶相的定向排布和排布的稳定性,也有利于稳定 PVDF 与 GO 之间的相互作用以及 PVDF 的晶相结构,提高了 PVDF 中 β 晶相的定向排布程度以及 PVDF 压电性能的稳定性。综上可知,在 PVDF/GO 纳米纤维压电性能的三个参数(结晶度、β 晶相含量和 β 晶相定向排布)上均实现了极大的优化。

PVDF/GO 纳米纤维存在稳定的芯-壳结构,一方面是由于 GO 在电纺过程的运动和其特有的二维结构,另一方面是由于 PVDF 与 GO 之间存在化学上的相互作用。GO 的表面和边沿具有大量的多种含氧官能团,包括—COOH,—OH,—O—,—O—C=O 和 C=O 等。由于氟的非金属性最强,故而氟和碳成键后对电荷的束缚能力很强,意味着 PVDF 上的—CF$_2$ 基团对电荷的束缚作用很大。图 5.43 给出了 PVDF 的 β 晶相结构与 GO 之间相互作用的示意图。PVDF 上的—CH$_2$—CF$_2$ 基团与 GO 上的含氧官

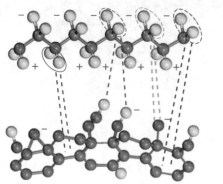

- - - —CH$_2$和π电子的吸引力

- - - —CF$_2$和π电子的斥力

- - - C=O和—CF$_2$的相互作用

- - - 氢键作用

图 5.43　PVDF/GO 纳米纤维中 β-PVDF 与 GO 的相互作用

能团的相互作用包括：

（1）O—C＝O 和 C＝O 官能团与—CF$_2$之间的相互作用，增大了 PVDF 与 GO 之间的静电斥力或库仑力；

（2）—CF$_2$基团与—COOH／—OH 官能团之间形成的氢键作用；

（3）GO 含有大量的不定域 π 电子，π 电子与—CF$_2$基团之间存在很强的静电斥力，而 π 电子与—CH$_2$之间存在很强的静电吸引力。

5.4.5　PVDF/GO 纳米纤维的芯-壳结构验证

PVDF/GO 纳米纤维的芯-壳结构模型建立之后，在实验上将对此模型进行验证，包括检测 GO 上的含氧官能团和芯-壳结构中存在的相互作用。

图 5.44 显示了 PVDF/GO 纳米纤维和 PVDF 纳米纤维的 X 射线光电子能谱（X-ray photoelectron spectroscopy，XPS，Thermo Scientific 250XI）结果。如图 5.44(a)所示，首先，利用 XPS 对纳米纤维材料表面进行全元素分析，得出 PVDF/GO 纳米纤维表面氧元素的含量为 8.3%（探测深度约为 10nm），远远高出 GO 的原始含量，表明 GO 主要分布在纤维表层，与 TEM 的研究结果吻合。然后，对明显的碳 1s 谱峰进行分析，研究含碳的化学键，如图 5.44(b)所示。PVDF/GO 纳米纤维的碳 1s 谱中除了有 C—C，C—F 和 C—H 键，还存在 C—O 和 C＝O 键，表明 GO 上的含氧官能团与 PVDF 上的—CF$_2$／—CH$_2$存在一定的相互作用。作为对照组，如图 5.44(c)所示，

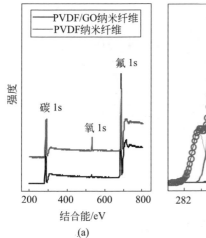
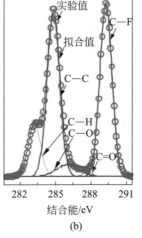
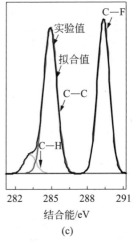

图 5.44　PVDF/GO 和 PVDF 纳米纤维的 XPS 结果

PVDF 纳米纤维的碳 1s 谱峰只有 C—C,C—F 和 C—H 键,表明 XPS 的测试环境对样品没有造成氧污染,也表明 PVDF/GO 纳米纤维的表面含氧量都是来自 GO 中的含氧官能团。

利用 FTIR 表征方法可以分析 PVDF/GO 纳米纤维的芯-壳结构中存在的相互作用,图 5.45 显示了 PVDF/GO 纳米纤维和 PVDF 纳米纤维在 $850\sim1450cm^{-1}$ 波数范围内的 FTIR 谱图。在 $880cm^{-1}$ 处对应于 C—H 键的峰发生了微小偏移,这是由于 PVDF 上的—CH_2 受到周围分子或者基团的影响,表明 GO 与 PVDF 上的—CH_2 有一定的相互作用;在 $1072cm^{-1}$ 处出现的 C—C 链峰没有明显变化,表明 GO 未对 PVDF 的 C—C 主链产生影响;而在 $1167cm^{-1}$ 处出现 C—O—C 环氧键峰,在 $1181cm^{-1}$ 处出现了 C—F 键,由于 C—O—C 键的存在,使得 PVDF 样品和 PVDF/GO 样品的 C—F 键峰不重合,表明—CF_2 与 GO 上的 C—O—C 形成了氢键(包括分子内氢键和分子间氢键),造成 PVDF/GO 纳米纤维的 C—F 键的伸缩振动频率向低波数方向移动了 $14cm^{-1}$;在 $1230cm^{-1}$ 处出现了对应 C—F 键的峰,表明 PVDF/GO 纳米纤维中存在—CF_2 摇摆基团,这是由于受到 GO 上的含氧官能团的作用,C—F 键的峰强增大,峰位发生偏移。

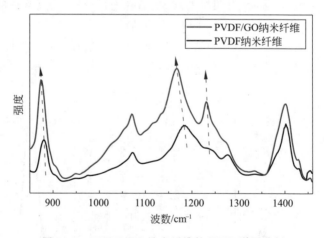

图 5.45　PVDF/GO 纳米纤维的 FTIR 谱图分析

5.4.6　PVDF/GO 纳米纤维的压电性能评估

由于特定的芯-壳结构和 GO 引导 PVDF 发生极性结晶,PVDF/GO 纳米纤维的压电常数高于其他 PVDF 基的微纳米材料,达到部分微纳米压电陶瓷材料水平。表 5.3 总结了主要的 PVDF 基的纳米材料(包括纳米带、纳米膜和纳米纤维等)和微纳米压电陶瓷纤维的压电常数。

表 5.3　PVDF 基的纳米材料和微纳米压电陶瓷纤维的压电常数比较

种类	年份	材料	压电常数	研究单位
PVDF 基的压电纳米材料	2014	PVDF 纳米带	58.5	土耳其 比尔肯大学[96]
	2015	PVDF 纳米膜	47.7	印度 科学促进协会[188]
	2015	PVDF 纳米膜	49.6	英国 波尔顿大学[189]
	2011	PVDF/BaTiO$_3$ 纳米纤维	48	澳大利亚 悉尼大学[190]
	2014	极化熔融拉伸的 PVDF 纳米纤维	17.1	英国 波尔顿大学[191]
	2017	芯-壳结构 PVDF/GO 纳米纤维	110	中国 清华大学
微纳米压电陶瓷纤维	2015	BaTiO$_3$ 纳米纤维	40	澳大利亚 悉尼大学[156]
	2008	PZT-5A 微米纤维	260	英国 波尔顿大学[157]
	2012	BiFeO$_3$ 纳米纤维	2	美国 华盛顿大学[192]
	2012	0.65Pb(Mg$_{1/3}$Nb$_{2/3}$)O$_3$-0.35PbTiO$_3$ 纳米纤维	50±2	美国 普林斯顿大学[193]
	2014	(K,Na)NbO$_3$-LiTaO$_3$-LiSbO$_3$ 陶瓷微米纤维	140	西班牙 陶瓷和玻璃研究所[194]
	2014	BTZ-0.5BCT 纳米纤维	180	澳大利亚 卧龙岗大学[195]

5.5　本章小结

本章围绕提高聚合物纳米纤维压电特性的研究目标,实现了 PVDF 长链与 MWCNT 并行排布的 PVDF/MWCNT 复合纳米纤维,其压电的 β 晶相含量高达 86.5%,实现了 GO 薄片包裹 PVDF 长链的 PVDF/GO 复合纳米纤维,并使 PVDF 长链从螺旋式结构调整为全反式结构,实现了 β 晶相含量的极大提高和 β 晶相沿着纤维长轴方向单向排布程度的极大提高,建立了具有超高压电性的芯-壳结构模型,并在实验中得到验证。本章研究获得的主要结论如下。

(1) 研究了影响 PVDF 纳米纤维压电性的机制。PVDF 纳米纤维的压电性主要与三个因素有关:结晶度、β 晶相含量和 β 晶相排布,其中结晶度通常比较稳定,但也会伴随晶相转换而发生变化,提高 PVDF 纳米纤维的压电性主要通过提高 β 晶相含量和 β 晶相定向排布,其中 β 晶相定向排布是本研究的切入点,也是研究上的难点。

(2) 分析了多种提高压电特性的方法。机械拉伸和高压极化是较常用的方法,静电纺丝工艺集合了两者的极化机理,故静电纺丝工艺制备的 PVDF 纳米纤维也具有较好的压电性能。第三种方法是微纳米材料复合,即利用与其他微纳米结构复合发生反应,使得 PVDF 发生极性晶化。

(3) 研究了 PVDF/MWCNT 复合纳米纤维的压电性。由于 MWCNT 具有与 PVDF 长链相同的一维结构构象,故而 MWCNT 在静电纺丝过程中,沿着纤维长轴笔直的排布在纳米纤维中,并且长直 MWCNT 离散地排布在 PVDF 基质中。MWCNT 上大量的 π 电子与 PVDF 上的—CF$_2$ 存在着较强的相互作用,使得 PVDF 上的—CF$_2$ 排布在 C—C 链的同一侧,于是实现了 α 晶相到 β 晶相的晶相转变。MWCNT 不仅能引导产生 β 晶相,还可以产生 γ 晶相。

(4) 研究了 PVDF/GO 复合纳米纤维的压电性。GO 上大量的含氧官能团和 π 电子引导 PVDF 上 α 晶相到 β 晶相的晶相转变,机械拉伸和高压极化也有助于极性晶相转变。表面带电的 GO 受高压极化和剪切力拉伸的共同作用,调整为沿着高压极化方向(即纤维长轴方向)定向排布,具有极高比表面积的二维 GO 使得 β 晶相的指向也调整为沿着纤维长轴方向排布。

(5) 通过明场 TEM 和 EELS 分析手段,得出了 PVDF/GO 纳米纤维具有特定的芯-壳结构。其原子排布主要沿着纤维长轴方向,结晶度高于

PVDF 纳米纤维。PVDF/GO 纳米纤维的电畴面积较大,具有重复性好的振幅蝴蝶曲线和相位循环曲线。PVDF/GO 纳米纤维的压电常数 d_{33} 达到 $-110pm/V$。

（6）建立了超高压电性纳米纤维的芯-壳结构模型,芯结构由 PVDF 组成,壳结构由 PVDF 和 GO 组成,GO 薄片连续包裹着 PVDF 的 β 晶相长链。受 GO 与 PVDF 的相互作用,以及静电纺丝的高压和机械拉伸作用,PVDF/GO 纳米纤维的 β 晶相含量达到 88.5%,并倾向于单向排布。PVDF/GO 纳米纤维的压电常数是 PVDF 纳米纤维的四倍多。

（7）由于特定的芯-壳结构、GO 引导 PVDF 极性结晶和 β 晶相的定向排布作用,PVDF/GO 纳米纤维的压电常数高于其他 PVDF 基的微纳米材料,达到部分微纳米压电陶瓷材料水平。

第6章 PVDF/GO 压电纳米纤维能量收集器

压电纳米纤维主要应用于能量转换和各类传感器,比如自供电系统、声电传感器、压力传感器等。压电式器件的电能输出或者灵敏度大小与压电纳米纤维的压电性能直接相关,例如压电式能量收集器的电压输出与压电纳米纤维的压电常数成正比。本章研究内容主要基于超高压电性的PVDF/GO 纳米纤维能量收集器的器件设计、器件制备和电信号测试。本章首先介绍具有超高压电性的 PVDF/GO 纳米纤维的能量收集器的器件设计制造;其次,介绍电信号测试系统搭建和器件测试结果,研究了压力和频率等参数的影响;最后,总结各类基于压电纳米纤维能量收集器的研究,并对器件性能进行比较。

6.1 器件设计和制备

电纺 PVDF/GO 压电纳米纤维的极化方向主要沿着面外方向,按照同一极化方向将纳米纤维堆叠成一定厚度的压电纤维膜。图 6.1 显示了 PVDF/GO 压电纳米纤维能量收集器的器件结构设计。首先,压电纤维膜置于两片铝箔片之间,形成了金属-压电层-金属的三明治结构;然后,在纤维膜四周使用 PDMS 弹性支架固定,有助于纤维膜被压缩后恢复原状;最

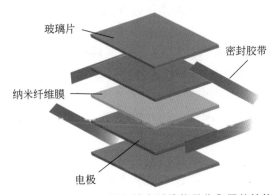

玻璃片

密封胶带

纳米纤维膜

电极

图 6.1 PVDF/GO 压电纳米纤维能量收集器的结构

后，使用两片玻璃片上下夹住三明治结构，覆盖铝箔片，于是形成了压电纤维的能量收集器器件。当给器件施加一定压力时，柔性的纤维薄膜受力均匀。

PVDF/GO 纳米纤维膜是按照 5.4.2 节介绍的纤维制备工艺制备的，电纺时间参照表 6.1。由于在 PVDF 前聚液中添加了质量分数为 1.0%GO 的薄片，使得前聚液的浓度增高，静电纺丝制备复合纳米纤维的速率降低。为了制备相同厚度（$200\mu m$）的纤维膜，PVDF/GO 纳米纤维膜的制备需要 20min 左右，而 PVDF 纳米纤维膜的制备需要 15min。需要说明的是，由于纳米纤维膜质轻、柔软和多孔，使得纤维膜厚度测量误差较大，所以在测量纤维膜厚度之前，对纤维膜施加一定时间的均匀压力，以提高纤维膜的密度和降低纤维膜的内阻。本实验中所用的纤维膜有效面积为 $2cm^2$。

表 6.1　纳米纤维膜厚度与电纺时间的关系

电纺时间/min	5	10	15	20	30
PVDF/GO 纳米纤维膜厚度/μm	50	110	165	202	280
PVDF 纳米纤维膜厚度/μm	60	134	200	265	345

6.2　电能输出测试平台

为了实现器件电信号的实时测量，本节将介绍电压信号测试系统、施力装置和测试系统 Labview 软件编程。

6.2.1　测试系统搭建

电能输出测试系统包括三部分：器件、施力装置和电信号采集装置，如图 6.2 所示。上一节介绍了器件的设计和制备，本节利用夹具把器件固定在电磁式激振器上，利用升降台调整器件的放置高度。由于电磁式激振器施力大小与电流大小成正比，所以通过控制施加的电流信号，可以计算出施力大小。施力装置是利用信号发生器和功率放大器触发电磁式激振器，使电磁式激振器产生一定大小和一定频率的力，施加给器件。电信号采集是通过电压表（纳伏表）测量，并利用 Labview 软件实时采集电信号，图 6.3 显示了此测试系统的实物图，施力装置给器件一定的压力，器件产生电信号并传递给电压表，利用 Labview 软件记录下实时测量的电信号数据。表 6.2 列出了所使用的测试仪器。

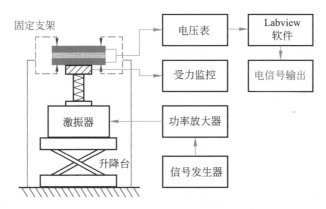

图 6.2　器件电信号的测试系统示意图

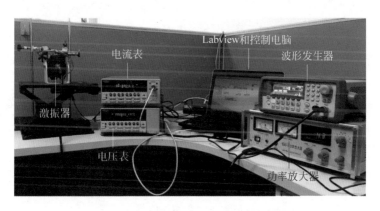

图 6.3　器件电信号的测试系统实物图

表 6.2　主要使用的测试仪器

测试仪器	型号	厂家
波形发生器	33210A	Agilent 公司
激振器	HEV-20	南京航空航天大学振动工程研究所制
功率放大器	HEAS-2	南京佛能科技实业有限公司
电压表(纳伏表)	2182A	Keithley 公司

6.2.2　测试系统软件编程

电信号的实时测量是通过 Labview 软件编程完成的。实验中使用的仪器是 Keithley 公司 2182A 型号纳伏表,通过 Labview 软件调用 2182A

的控制模块,收集通用接口总线(general purpose interface bus,GPIB)端口传输的数据。其对应的程序是 2182A 测量主程序.vi,其界面如图 6.4 所示。

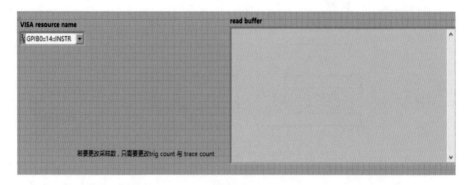

图 6.4　电压测量的 Labview 软件界面

其中,VISA resource name 用于检测设备型号,一般默认为 14 或 7,read buffer 为缓冲区数据的显示。VISA(virtual instrumentation software architecture)是虚拟仪器软件结构框架的简称,是一种调用底层代码来控制硬件的高层应用程序接口,连接低级输入/输出驱动程序和高级仪器驱动程序,从而使驱动程序与硬件无关。VISA 作为 Labview 控制计算机通用串行总线架构(universal serial bus,USB)设备的驱动程序,实现了 Labview 与 USB 设备直接通信。对应的 2182A 测量主程序.vi 的程序框图主要包括 VISA 写入、VISA 读取和计数器等,如图 6.5 所示。

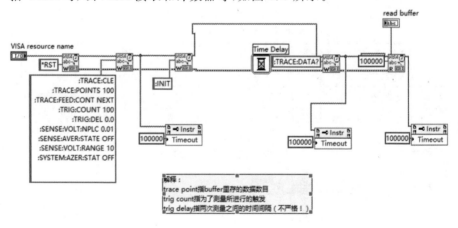

图 6.5　电压测试的 Labview 软件编程

　　器件电信号测试的基本流程是：首先，用 GPIB-USB 数据接口连接纳伏表设备与控制电脑；然后，通过输入一定的指令进行设备初始化，并设定测量条件；最后，发送开始测量的指令给纳伏表设备。由于读取速度较快，读取的数据不会即时反馈给计算机，因而在测量完成后，Labview 才能读取缓冲区的数据。

　　Labview 程序具体如下：

```
* RST                        //初始化设备
:TRACE:CLE                   //清除缓冲区数据
:TRACE:POINTS 100            //设定缓冲区记录的数据点为 100 个
:TRACE:FEED:CONT NEXT        //设定每次获得新的数据都不会清除上一个数据
:TRIG:COUNT 100              //设定触发个数为 100 个
:TRIG:DEL 0.0                //设定触发延迟为 0.0s
:SENSE:VOLT:NPLC 0.01        //设定每次测量数据时的时间为 0.01 模式
:SENSE:AVER:STATE OFF        //关闭均值
:SENSE:VOLT:RANGE 10         //设定测量电压范围为 10V
:SYSTEM:AZER:STAT OFF        //关闭清零
:TRACE:DATA?                 //发送获取数据的指令
```

　　其中，Time Delay 是测量数据与读取数据之间的时间，只要大于一个定值即可。而 Timeout 这类属性节点是判断一个操作是否超时的时间标准，一般设定为较大值以防止系统过早终止。

　　需要注意的是，每次测量都应该是由一次触发引起的，但是触发延迟并不表示两次测量之间的时间间隔，这是由于每次测量均需要将模拟量向数字量转化，并且转化过程需要一定的时间，转换时间越长，数据越精确。每次触发是在上一次测量完成后才开始的。转换时间取决于 NPLC 这一项，设为 0.01 意味着每次测量需要 20ms，因此即使触发延迟为 0.0ms，实际上两次测量之间也应该为 20ms（未考虑电路延迟的影响）。

6.3　器件测试结果

　　利用以上测试系统对 PVDF/GO 纳米纤维的能量收集器进行电信号输出测试。图 6.6 显示了器件实物图和电压输出结果。如图 6.6(c) 所示，PVDF/GO 纳米纤维膜组成的能量收集器的输出电压峰峰值（$V_{\text{p-p}}$）达到 21V 左右，此时激振器的工作频率为 1.4Hz，输出力为 20N。作为对照组，

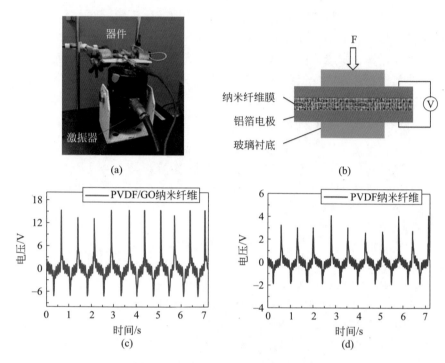

图 6.6　器件实物图和电压输出结果

如图 6.6(d)所示,同一厚度的 PVDF 纳米纤维膜组成的能量收集器的 $V_{\text{p-p}}$ 达到 5V 左右。

图 6.7 显示了不同受力下器件的电压输出信号,其工作频率为 5Hz。

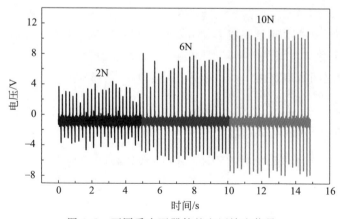

图 6.7　不同受力下器件的电压输出信号

当激振器的输出力为 2N 时,器件的平均峰峰电压(V_{pp})为 6.5V;当激振器的输出力为 6N 时,器件的平均峰峰电压上升到 12V;当激振器的输出力为 10N 时,器件的平均峰峰电压达到 21V。这表明器件的电压输出大小与受力大小成正比。

图 6.8 显示了不同工作频率下器件的电压输出信号。激振器的施力大小设定为 10N。当激振器施加力的频率为 1.2Hz 时,器件的平均峰峰电压(V_{pp})为 8V;当激振器施加力的频率为 3Hz 时,器件的平均峰峰电压上升到 10V;当激振器施加力的频率为 4.2Hz 时,器件的平均峰峰电压达到 14V;当激振器施加力的频率为 5.5Hz 时,器件的平均峰峰电压达到 20V。这表明器件的电压大小与频率成正比。

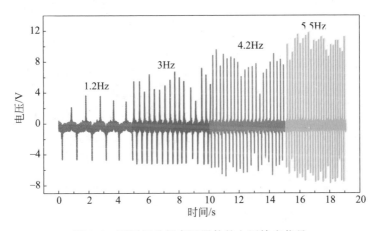

图 6.8　不同振动频率下器件的电压输出信号

表 6.3 总结了聚合物纳米纤维能量收集器的器件参数和性能。聚合物纳米纤维组成的能量收集器主要的器件参数有器件设计、聚合物材料和器件尺寸。器件结构主要包括对电极结构、叉指结构和三明治结构。

由表 6.3 可见,对电极结构的聚合物纤维能量收集器的能量转换效率较低,电能输出较小,而叉指结构和三明治结构的能量收集器的电能输出最高可到 20V 左右。通过器件并联的组装方式,可以使得器件的电输出提高,例如并联三层 PVDF 纳米纤维叉指结构的能量收集器[147],获得了 20V 电压输出。三明治结构的能量收集器可以实现大面积的能量转换,从而提高电能输出。PVDF 复合纳米纤维的能量输出一般高于 PVDF 纳米纤维,例如利用 Ce^{3+} 注入 PVDF 和石墨烯复合纳米纤维组成的能量收集器[167],实现了 11V 电压输出和 $6nA/cm^2$ 的电流密度。

表 6.3　聚合物纳米纤维能量收集器的器件参数性能比较

结构	材料	器件尺寸	电输出	研究机构和年份
对电极	PVDF	单根，直径 $0.5\sim6.5\mu m$，长 $100\sim600\mu m$	$5\sim30mV$，$0.5\sim3nA$	美国伯克利加州大学[84]（2011）
	P(VDF-TrFe)	厚 $225\mu m$，面积 $2.5cm^2$	$1.3V$，$30nA$	美国伊利诺伊大学[154]（2013）
	P(VDF-TrFe)	64 根，厚 $25\mu m$	$30mV$	意大利萨兰托大学[17]（2014）
叉指	PVDF	500 根，直径 $1\sim2\mu m$，长 $100\mu m$	$0.2mV$，$35nA$	美国伯克利加州大学[94]（2011）
	PVDF	厚 $15\mu m$，面积 $4cm^2$	$43.6mV_{P-P}$，$15Hz$	中国台湾中山大学[146]（2012）
	PVDF	3 层并联，面积 $3.5cm^2$	$20V$，$390nA$	中国台湾中央大学[147]（2015）
三明治	PVDF	厚 $140\mu m$，面积 $2cm^2$	$6.3V$，$10Hz$	美国迪肯大学[85]（2011）
	PVDF/5%MWCNT	面积 $24cm^2$	$6V$，$81.8nW$	中国东华大学[88]（2013）
	注入 Ce^{3+} 的 PVDF/石墨烯	厚 $3.5\mu m$，面积 $12cm^2$	$11V$，$6nA/cm^2$	印度贾达普大学[167]（2016）
	PVDF	直径 $500nm$，单层，面积 $6.25cm^2$	$2.5V$，$250nA$	中国台湾中山大学[196]（2016）
	PVDF/GO	厚 $0.2mm$，面积 $2cm^2$	$21V_{P-P}$，$5Hz$	中国清华大学，本研究（2017）

6.4　本章小结

本章设计和制造了三明治结构的 PVDF/GO 纳米纤维能量收集器,对 PVDF/GO 纳米纤维和 PVDF 纳米纤维能量收集器的电能输出进行了比较,总结归纳了各类聚合物纤维能量收集器的器件结构和电能输出。本章研究获得的主要结论如下。

(1) 设计和制备了电纺 PVDF/GO 纳米纤维成膜组成三明治结构的能量收集器,纤维膜厚为 $200\mu m$。PVDF/GO 纳米纤维的制备速率比 PVDF 纳米纤维低。

(2) PVDF/GO 纳米纤维能量收集器的电压输出峰峰值($V_{\text{p-p}}$)达到 21V,输出电压与施力大小和工作频率成正比。

(3) 总结归纳了各类聚合物纳米纤维能量收集器的器件参数和电能输出,对电极结构的聚合物纤维能量收集器的能量转换效率较低,而叉指结构和三明治结构能量收集器的电能输出最高可到 20V 左右。通过器件并联的组装方式,可以提高器件的电能输出。三明治结构的能量收集器可以实现大面积的能量转换,从而提高电能输出。

第7章 总结与展望

7.1 总结

本书的研究围绕两个目标：制备心肌细胞驱动的压电纳米纤维能量收集器和超高压电性聚合物纳米纤维。提高能量收集器电能输出的方法包括提高压电纳米纤维的压电性能，所以两者之间存在一定的衔接关系。为了制备心肌细胞驱动的压电纳米纤维能量收集器进行了如下研究。

（1）研究了心肌细胞的收缩特性和压电纳米纤维的压电性能，研究了心肌细胞的肌丝滑动原理和体外单细胞自发收缩运动，利用 AFM 测量出单个心肌细胞的收缩力在纳牛量级。为了实现心肌细胞的有效驱动，研究了心肌细胞的定向排布方法，实现了心肌细胞沿着细胞收缩方向定向排布，并且细胞具有自发的、同向的、同步的、周期性的收缩运动，观察了心肌细胞的长期培养过程及其收缩运动的稳定性，建立了心肌细胞协调运动机制，实现了心肌细胞协调驱动衬底膜弯曲运动。接着，研究了作为机械能转换为电能媒介的压电材料，比较了各类压电材料的特性。压电聚合物具有生物兼容性好、柔性和压电性稳定等特点，适用于能量收集器在生物上的应用。然后，分析了 PVDF 纳米纤维的压电机理，计算了不同工作模式下的压电常数。研究了 PVDF 纳米纤维的形貌结构、特定排布和晶相结构，建立了与能量收集器器件设计的联系。研究了 PVDF 纳米纤维的压电性，提出了判断 PVDF 纳米纤维极化方向的方法，观察了压电电畴的极化翻转过程。最后测量了 PVDF 压电纳米纤维的压电常数 d_{33}，并研究了 d_{33} 的分布情况以及其与纤维直径的关系。

（2）基于以上对心肌细胞和压电材料的研究基础，提出了利用压电材料将特定排布的心肌细胞的机械能转换为电能的换能方法，制备了心肌细胞驱动压电纳米纤维能量收集器原型。然后，提出了特定排布的纳米纤维指引心肌细胞定向排布的细胞排布方法，提出了利用半固化方法实现稳健的器件结构，研究了器件各部分结构的界面结构（包括心肌细胞与纳米纤维、纳米纤维与衬底、衬底与金线电极等），研究了心肌细胞内蛋白结构和排布,建立了心肌细胞收缩运动与纤维排布的对应关系,研究了能量收集器电能输出与细胞密度的关系,以及电能输出的长期稳定性。最后,总结了提高能量收集器电能输出的改进方法,包括提高聚合物压电纳米纤维的压电性能。

(3) 研究了超高压电性的聚合物纳米纤维,建立了影响 PVDF 纳米纤维压电性的物理机制,提出了提高 PVDF 纳米纤维压电性的方法。为了提高 β 晶相含量和 β 晶相定向排布程度,提出了利用 MWCNT 复合提高 PVDF 纳米纤维压电性的方法,研究了 MWCNT 在 PVDF 基质中的排布和对 PVDF 晶相结构的影响。为了优化 β 晶相排布,提出了利用 GO 复合提高 PVDF 纳米纤维压电性的方法,研究了 GO 提高 PVDF 纳米纤维压电晶相的机理。利用 TEM 观察和扫描方法,研究了 GO 在 PVDF 基质中的排布,研究了 PVDF/GO 纳米纤维的全局压电响应、极化翻转、蝴蝶曲线和相位循环曲线,测试了压电常数 d_{33},建立了超高压电性的聚合物纳米纤维的芯-壳结构模型。

本书工作的主要成果如下。

(1) 研究了体外培养的心肌细胞的收缩运动机制,实时测量了单个心肌细胞的收缩力变化过程,建立了一套心肌细胞提取与培养方法,研究了心肌细胞的定向排布方法,利用高低密度纤连蛋白引导法实现了心肌细胞薄膜自发的、同向的、同步的、周期性的收缩运动。建立了心肌细胞协调运动机制,定向排布的心肌细胞具有相同方向的收缩运动,并且细胞之间的运动信号传导非常迅速,使得心肌细胞成膜后能够同步驱动柔性衬底膜。

(2) 研究了电纺 PVDF 压电纳米纤维的压电机理,研究了 PVDF 纳米纤维的形貌结构、特定的排布和晶相结构。PVDF 纳米纤维表面光滑,直径分布范围小,单根纤维的直径分布均匀,电纺 PVDF 纳米纤维的排布图案与收集电极图案一致。通过 PFM 测量 PVDF 纳米纤维的全局压电响应成像,得出纤维的极化方向主要沿着纤维径向竖直方向。PVDF 纳米纤维的压电常数 d_{33} 的平均值约为 $-28\mathrm{pm/V}$,d_{33} 沿着纤维长轴方向均匀分布,而沿着纤维径向方向呈现边沿强、中间弱的分布,纤维越细,纤维的压电性越强。

(3) 建立了单根纳米纤维压电性的 PFM 测试方法。本书解决了 PFM 测试单根压电纳米纤维的关键问题,选择铂衬底作为 PVDF 纳米纤维的电纺收集基底,通过较强的表面作用力将纳米纤维"固定"在衬底上。考虑探针和待测样品的弹性系数匹配,选择弹性系数小的金探针来扫描柔性

PVDF 纳米纤维。

（4）提出了一种细胞排布方法，即利用定向排布的压电纳米纤维指引心肌细胞定向排布。心肌细胞会沿着纳米纤维长轴方向定向排布，通过设计一定数量定向排布的纳米纤维，可以实现心肌细胞在纳米纤维上定向排布并成膜。这种方法不需要特定图案的纤连蛋白表面改性，直接实现了心肌细胞的定向排布。

（5）提出了心肌细胞驱动压电纳米纤维能量收集器概念，研究了将心肌细胞机械能转换为电能的换能方法，利用半固化工艺实现了纤维、电极和衬底之间的稳定结构。由于器件工作环境在培养基中，研究了器件各部分结构的稳定性，细胞与纳米纤维、纳米纤维与衬底、衬底与电极均呈现出稳健的界面结构。建立了心肌细胞内蛋白排布与纤维排布的对应关系，利用荧光染色法，得到体外培养的心肌细胞仍然具有很好的收缩机械特性，实现了心肌细胞驱动压电纳米纤维的弯曲运动。当细胞密度为 1×10^6 个 $/mL$ 时，能量转化效率最高。细胞收缩运动频率稳定，长期稳定工作四周后，具有收缩性的心肌细胞还有 60% 以上。能量收集器的电压输出为 $200mV$，电流输出为 $45nA$，细胞收缩频率为 $1.1Hz$。

（6）研究了 PVDF 纳米纤维压电性的影响机制和提高方法。PVDF 纳米纤维的压电性主要与三个因素有关：结晶度、β 晶相含量和 β 晶相排布。其中结晶度通常比较稳定，但也会伴随晶相转换而变化。所以提高压电性主要依赖于提高 β 晶相含量和 β 晶相排布，其中，β 晶相排布是本研究的切入点，也是现在研究上的难点。机械拉伸和高压极化是较常用的方法，静电纺丝工艺集合了两者的极化机理，所以静电纺丝工艺制备的 PVDF 纳米纤维也具有较好的压电性能。另外，利用与其他微纳米结构复合发生反应使得 PVDF 发生极性晶化。

（7）研究了 PVDF/MWCNT 复合纳米纤维的压电性。由于 MWCNT 具有与 PVDF 长链相同的一维结构构象，在静电纺丝过程中，实现了 MWCNT 沿着纤维长轴笔直地排布在纳米纤维中，并且长直 MWCNT 离散地排布在 PVDF 基质中，没有出现团聚或者弯曲现象。MWCNT 上大量的 π 电子与 PVDF 上的—CF_2 有较强的相互作用，使得 PVDF 上的—CF_2 排布在 C—C 链的同一侧，实现了 α 晶相到 β 晶相的晶相转变。MWCNT 不仅能引导生产 β 晶相，还有 γ 晶相。

（8）研究了 PVDF/GO 复合纳米纤维的压电性。GO 上大量的含氧官能团和 π 电子引导 PVDF 上 α 晶相到 β 晶相的晶相转变，机械拉伸和高压极化也有助于极性晶相转变。受高压极化和剪切力的拉伸的作用,表面带电的 GO 被调整为沿着高压极化方向(即纤维长轴方向)定向排布。具有极高比表面积的二维 GO 使得 β 晶相指向被调整为沿着纤维长轴方向排布。通过明场 TEM 观察和 EELS 扫描证明了 PVDF/GO 纳米纤维具有芯-壳结构。PVDF/GO 纳米纤维的原子排布主要沿着纤维长轴方向,其结晶度高于 PVDF 纳米纤维。PVDF/GO 纳米纤维具有较大面积的电畴,以及重复性好的振幅蝴蝶曲线和相位循环曲线。PVDF/GO 纳米纤维的压电常数 d_{33} 达到 $-110\mathrm{pm/V}$。

(9) 建立了 PVDF/GO 纳米纤维的芯-壳结构模型,芯结构由 PVDF 组成,壳结构由 PVDF 和 GO 组成,GO 薄片连续包裹着 PVDF 的 β 晶相长链。受 GO 与 PVDF 的相互作用,以及静电纺丝的高压和机械拉伸作用,PVDF 的 β 晶相含量达到 88.5%,并倾向于单向排布。PVDF/GO 纳米纤维压电性能达到 PVDF 纳米纤维的四倍多。

(10) 实现了 PVDF/GO 纳米纤维的压电常数高于其他 PVDF 基微纳米材料的压电常数,达到部分微纳米压电陶瓷材料水平。PVDF/GO 纳米纤维具有超高压电性是特定的芯-壳结构和 GO 引导 PVDF 极性结晶以及 β 晶相的定向排布的结果。

7.2　创新点

本书以制备心肌细胞驱动的压电纳米纤维能量收集器和超高压电性聚合物纳米纤维为目标,工作的创新点具体体现如下。

(1) 提出了一种利用定向排布的压电纳米纤维引导心肌细胞定向排布成膜的方法,并在此基础上实现了心肌细胞的机械能能量转换为电能的创新换能方法,制备了基于心肌细胞机械收缩的压电式能量收集器原型。

(2) 利用 GO 上大量的含氧官能团和 π 电子,引导 PVDF 上 α 晶相向 β 晶相的转变,借助机械拉伸和高压极化手段,实现了超高压电性的 PVDF/GO 芯-壳结构纳米纤维材料,其压电常数高于其他 PVDF 基的微纳米材料的压电常数,达到部分微纳米压电陶瓷材料水平。

(3) 根据晶相结构和压电响应实验结果,结合 PVDF 极性晶化理论分析,建立了超高压电性的 PVDF/GO 芯-壳结构纳米纤维的理论模型,论证了此结构可以实现大量 β 晶相的转变,并通过 FTIR 和 XPS 方法获得验证。

7.3 展望

本书还可以从以下四个方面继续展开研究。

（1）对心肌细胞长时间收缩性衰减或者消失进行机理研究，探索改善心肌细胞收缩寿命和收缩能力的方法。

（2）利用心肌细胞驱动的能量收集器作为疾病模型，用于药物筛选。心肌细胞的收缩运动受药物影响，使得器件的电能输出发生变化。根据电信号的变化，评估药物对心脏健康的作用。

（3）利用超高压电性的 PVDF/GO 纳米纤维将细胞的机械能转换为电能，实现单细胞驱动的压电纳米纤维能量收集器，从而建立单细胞发电机或者单细胞研究模型。

（4）利用超高压电性的 PVDF/GO 纳米纤维实现特定应用的传感器，例如声电传感器、高精度的压力传感器等，可应用于可穿戴的自供电系统。

参 考 文 献

[1] Molina-Negro P. Role of neurostimulators in the treatment of chronic refractory pain[J]. Lunión Médicale Du Canada, 1980, 109(1): 41-54.

[2] Santhanam G, Ryu S I, Yu B M, et al. A high-performance brain-computer interface[J]. Nature, 2006, 442(7099): 195-198.

[3] Long J P, Hollister S J, Goldstein S A. A paradigm for the development and evaluation of novel implant topologies for bone fixation: in vivo evaluation[J]. Journal of Biomechanics, 2012, 45(15): 2651-2657.

[4] Lacour S P, Atta R, Fitzgerald J J, et al. Polyimide micro-channel arrays for peripheral nerve regenerative implants[J]. Sensors & Actuators A Physical, 2008, 147(2): 456-463.

[5] Tang S C, Lun T L T, Guo Z, et al. Intermediate range wireless power transfer with segmented coil transmitters for implantable heart pumps[J]. IEEE Transactions on Power Electronics, 2017, 32(5): 3844-3857.

[6] Pollak W M, Simmons J D, Jr I A, et al. Pacemaker diagnostics: a critical appraisal of current technology[J]. Pacing & Clinical Electrophysiology Pace, 2003, 26(1): 76-98.

[7] 艾萨克·阿西莫夫. 奇妙的航程[M]. 科安,译. 北京:科学普及出版社,1981.

[8] Nadeau P, El-Damak D, Glettig D, et al. Prolonged energy harvesting for ingestible devices[J]. Nature Biomedical Engineering, 2017, 1: 0022.

[9] Geipel A, Doll A, Goldschmidtboing F, et al. Pressure-independent micropump with piezoelectric valves for low flow drug delivery systems[C]. 19th IEEE International Conference on Micro Electro Mechanical Systems, Lütfi Kirdar Convention and Exhibition Centre, Istanbul, 2006: 786-789.

[10] Blaschke B M, Tort-Colet N, Guimerà-Brunet A, et al. Mapping brain activity with flexible graphene micro-transistors[J]. 2D Materials, 2016, 4(2): 025040.

[11] Kiourti A, Nikita K S. A review of in-body biotelemetry devices: implantables, ingestibles, and injectables[J]. IEEE Transactions on Bio-medical Engineering, 2017, DOI: 10.1109/TBME.2017.2668612.

[12] Wang X, Song J, Liu J, et al. Direct-current nanogenerator driven by ultrasonic waves[J]. Science, 2007, 316(5821): 102-105.

[13] Khaligh A, Zeng P, Zheng C. Kinetic energy harvesting using piezoelectric and

electromagnetic technologies—state of the art [J]. IEEE Transactions on Industrial Electronics, 2010, 57(3): 850-860.

[14] Ramsay M J, Clark W W. Piezoelectric energy harvesting for bio-MEMS applications[J]. Proceeding of the Smart Structures and Materials (SPIE). 2001: 429-438.

[15] Anton S R, Sodano H A. A review of power harvesting using piezoelectric materials (2003—2006) [J]. Smart Materials & Structures, 2007, 16(3): R1-R21.

[16] Fan F R, Tang W, Wang Z L. Flexible nanogenerators for energy harvesting and self-powered electronics[J]. Advanced Materials, 2016, 28(22): 4283-4305.

[17] Persano L, Dagdeviren C, Maruccio C, et al. Cooperativity in the enhanced piezoelectric response of polymer nanowires[J]. Advanced Materials, 2014, 26 (45): 7574-7580.

[18] Arms S W, Townsend C P, Churchill D L, et al. Energy Harvesting Wireless Sensors[M]//Energy Harvesting Technologies. New York: Springer, 2009: 195-208.

[19] Mitcheson P D, Yeatman E M, Rao G K, et al. Energy harvesting from human and machine motion for wireless electronic devices[J]. Proceedings of the IEEE, 2008, 96(9): 1457-1486.

[20] Ahn J H, Kim H S, Lee K J, et al. Heterogeneous three-dimensional electronics by use of printed semiconductor nanomaterials[J]. Science, 2006, 314(5806): 1754-1757.

[21] Wei X, Liu J. Power sources and electrical recharging strategies for implantable medical devices[J]. Frontiers in Energy, 2008, 2(1): 1-13.

[22] Ng T H, Liao W H. Sensitivity analysis and energy harvesting for a self-powered piezoelectric sensor[J]. Journal of Intelligent Material Systems and Structures, 2005, 16(10): 785-797.

[23] Roundy S. Energy scavenging for wireless sensor nodes with a focus on vibration to electricity conversion[D]. Berkeley: University of California, 2003.

[24] Choi M, Choi D, Jin M, et al. Mechanically powered transparent flexible charge-generating nanodevices with piezoelectric ZnO nanorods[J]. Advanced Materials, 2009, 21(21): 2185-2189.

[25] Dubois M, Muralt P. Properties of aluminum nitride thin films for piezoelectric transducers and microwave filter applications[J]. Applied Physics Letters, 1999, 74(20): 3032-3034.

[26] Hansen B J, Liu Y, Yang R, et al. Hybrid nanogenerator for concurrently harvesting biomechanical and biochemical energy[J]. ACS Nano, 2010, 4(7): 3647-3652.

[27] Wang Z L. Piezoelectric nanogenerators for self-powered nanosensors and nanosystems[M]. Wiley Encyclopedia of Electrical and Electronics Engineering. John Wiley & Sons, Inc. 2012.

[28] Allen S M, Whitaker R M, Hurley S. Optimized seed node locations for infrastructure wireless mush networks[M]//Wireless Technology Applications, Management, and Security. New York: Springer, 2009: 1-20.

[29] Morais R, Fernandes M A, Matos S G, et al. A ZigBee multi-powered wireless acquisition device for remote sensing applications in precision viticulture[J]. Computers and Electronics in Agriculture, 2008, 62(2): 94-106.

[30] Inderjit C I. Review of state of art of smart structures and integrated systems[J]. Aiaa Journal, 2002, 40(11): 2145-2187.

[31] Li Z, Wang Z L. Air/liquid-pressure and heartbeat-driven flexible fiber nanogenerators as a micro/nano-power source or diagnostic sensor[J]. Advanced Materials, 2011, 23(1): 84-89.

[32] Elfrink R, Renaud M, Kamel T M, et al. Vacuum-packaged piezoelectric vibration energy harvesters: damping contributions and autonomy for a wireless sensor system [J]. Journal of Micromechanics & Microengineering, 2010, 20(10): 104001.

[33] Cao X, Cao X, Guo H, et al. Piezotronic effect enhanced label-free detection of DNA using a Schottky-contacted ZnO nanowire biosensor[J]. ACS Nano, 2016, 10(8): 8038-8044.

[34] Wang Z L. Nanogenerators for Self-powered Devices and Systems[M]. Georgia: Georgia Institute of Technology, 2011.

[35] Brady A J, Tan S T, Ricchiuti N V. Contractile force measured in unskinned isolated adult rat heart fibres[J]. Nature, 1979, 282(5740): 728-729.

[36] Nishimura S, Yasuda S, Katoh M, et al. Single cell mechanics of rat cardiomyocytes under isometric, unloaded, and physiologically loaded conditions[J]. American Journal of Physiology Heart & Circulatory Physiology, 2004, 287(1): H196-H202.

[37] Xue X, Wang S, Guo W, et al. Hybridizing energy conversion and storage in a mechanical-to-electrochemical process for self-charging power cell[J]. Nano Letters, 2012, 12(9): 5048-5054.

[38] Qi Y, Mcalpine M C. Nanotechnology-enabled flexible and biocompatible energy harvesting[J]. Energy & Environmental Science, 2010, 3(3): 1275-1285.

[39] Oncescu V, Erickson D. High volumetric power density, non-enzymatic, glucose fuel cells[J]. Scientific Reports, 2013, 3(3): 1226.

[40] Li Z, Zhu G, Yang R, et al. Muscle-driven in vivo nanogenerator[J]. Advanced Materials, 2010, 22(23): 2534-2537.

[41] Lee H S, Chung J, Hwang G-T, et al. Flexible inorganic piezoelectric acoustic

nanosensors for biomimetic artifi cial hair cells [J]. Advanced Functional Materials, 2014, 24(44), 6914-6921.

[42] Deterre M, Lefeuvre E, Zhu Y, et al. Micromachined piezoelectric spirals and ultra-compliant packaging for blood pressure energy harvesters powering medical implants[C]. IEEE, International Conference on MICRO Electro Mechanical Systems. IEEE, 2013: 249-252.

[43] Dagdeviren C, Yang B D, Su Y, et al. Conformal piezoelectric energy harvesting and storage from motions of the heart, lung, and diaphragm[J]. Proceedings of the National Academy of Sciences of the United States of America, 2014, 111(5): 1927-1932.

[44] Nguyen T D, Deshmukh N, Nagarah J M, et al. Piezoelectric nanoribbons for monitoring cellular deformations [J]. Nature Nanotechnology, 2012, 7(9): 587-593.

[45] Bers D M. Excitation-contraction coupling and cardiac contractile force [J]. Cardiovascular Research, 1992, 1(1): 45.

[46] Bers D M. Cardiac excitation-contraction coupling[J]. Nature, 2002, 415: 198.

[47] Domian I J, Chiravuri M, Meer P V D, et al. Generation of functional ventricular heart muscle from mouse ventricular progenitor cells[J]. Science, 2009, 326(5951): 426-429.

[48] Bers D M, Despa S. Cardiac excitation-contraction coupling-encyclopedia of biological chemistry (Second Edition)[J]. Encyclopedia of Biological Chemistry, 2013, 415(6868): 379-383.

[49] Bray M A, Sheehy S P, Parker K K. Sarcomere alignment is regulated by myocyte shape[J]. Cell Motil Cytoskeleton, 2008, 65(8): 641-651.

[50] Cosnier S, Goff A L, Holzinger M. Towards glucose biofuel cells implanted in human body for powering artificial organs: Review [J]. Electrochemistry Communications, 2014, 38(1): 19-23.

[51] Feinberg A W, Feigel A, Shevkoplyas S S, et al. Muscular thin films for building actuators and powering devices[J]. Science, 2007, 317(5843): 1366-1370.

[52] Nawroth J C, Lee H, Feinberg A W, et al. A tissue-engineered jellyfish with biomimetic propulsion[J]. Nature Biotechnology, 2012, 30(8): 792-800.

[53] Ricotti L, Menciassi A. Bio-hybrid muscle cell-based actuators[J]. Biomedical Microdevices, 2012, 14(6): 987-998.

[54] Ishisaka T, Sato H, Akiyama Y, et al. Bio-actuated power generator using heart muscle cells on a PDMS membrane[C]. Solid-State Sensors, Actuators and Microsystems Conference, 2007, 903-906.

[55] Choi E, Lee S Q, Kim T Y, et al. MEMS-based power generation system using contractile force generated by self-organized cardiomyocytes [J]. Sensors &

Actuators B Chemical, 2010, 151(1): 291-296.

[56] Frias C, Reis J, Capela e S F, et al. Polymeric piezoelectric actuator substrate for osteoblast mechanical stimulation[J]. Journal of Biomechanics, 2010, 43(6): 1061-1066.

[57] Kawai H. The piezoelectricity of poly(vinylidene fluoride)[J]. Japanese Journal of Applied Physics, 1969, 8: 975-976.

[58] 李波. 聚偏氟乙烯/层状硅酸盐纳米复合材料的形态结构及结晶动力学研究[D]. 长春: 吉林大学, 2007.

[59] Guo R, Cross L E, Park S E, et al. Origin of the high piezoelectric response in $PbZr_{1-x}Ti_xO_3$[J]. Physical Review Letters, 2000, 84(23): 5423-5426.

[60] Seungbae P, Sun C. Fracture criteria for piezoelectric ceramics[J]. Journal of the American Ceramic Society, 1995, 78(6): 1475-1480.

[61] Saito Y, Takao H, Tani T, et al. Lead free piezoceramics[J]. Nature, 2005, 36(7013): 84-87.

[62] Bunde R L, Jarvi E J, Rosentreter J J. Piezoelectric quartz crystal biosensors[J]. Talanta, 1998, 46(6): 1223-1236.

[63] Muralt P. Ferroelectric thin films for micro-sensors and actuators: a review[J]. Journal of Micromechanics and Microengineering, 2000, 10: 136-146.

[64] Zhu H, Yamamoto S, Matsui J, et al. Highly oriented poly(vinylidene fluoride-co-trifluoroethylene) ultrathin films with improved ferroelectricity[J]. RSC Advances, 2016, 6(38): 32007-32012.

[65] Towata A, Hwang H J, Yasuoka M, et al. Seeding effects on crystallization and microstructure of sol-gel derived PZT fibers[J]. Journal of Materials Science, 2000, 35(16): 4009-4013.

[66] Shao H, Fang J, Wang H, et al. Effect of electrospinning parameters and polymer concentrations on mechanical-to-electrical energy conversion of randomly-oriented electrospun poly (vinylidene fluoride) nanofiber mats [J]. RSC Advances, 2015, 5(19): 14345-14350.

[67] Wu W, Wang L, Li Y, et al. Piezoelectricity of single-atomic-layer MoS_2 for energy conversion and piezotronics[J]. Nature, 2014, 514(7523): 470-477.

[68] Zhu H, Wang Y, Xiao J, et al. Observation of piezoelectricity in free-standing monolayer MoS_2[J]. Nature Nanotechnology, 2015, 10(2): 151-155.

[69] Rodriguez G D C, Zelenovskiy P, Romanyuk K, et al. Strong piezoelectricity in single-layer graphene deposited on SiO_2 grating substrates [J]. Nature Communications, 2015, 6: 7572.

[70] Jeon Y B, Sood R, Jeong J H, et al. MEMS power generator with transverse mode thin film PZT[J]. Sensors & Actuators A Physical, 2005, 122(1): 16-22.

[71] Hou C, Huang T, Wang H, et al. A strong and stretchable self-healing film

with self-activated pressure sensitivity for potential artificial skin applications[J]. Scientific Reports, 2013, 3(3): 3138.

[72] Lee J H, Lee K Y, Kumar B, et al. Highly sensitive stretchable transparent piezoelectric nanogenerators[J]. Energy & Environmental Science, 2013, 6(1): 169-175.

[73] Qi Y, Jafferis N T, Jr L K, et al. Piezoelectric ribbons printed onto rubber for flexible energy conversion[J]. Nano Letters, 2010, 10(2): 524-528.

[74] Geon-Tae H, Hyewon P, Jeong-Ho L, et al. Self-powered cardiac pacemaker enabled by flexible single crystalline PMN-PT piezoelectric energy harvester[J]. Advanced Materials, 2014, 26(28): 4880-4887.

[75] Sun C, Shi J, Bayerl D J, et al. PVDF microbelts for harvesting energy from respiration[J]. Energy & Environmental Science, 2011, 4(11): 4508-4512.

[76] Herth E, Algré E, Rauch J, et al. Modeling and characterization of piezoelectric beams based on an aluminum nitride thin-film layer[J]. Physica Status Solidi Applications & Materials, 2016, 213(1): 114-121.

[77] Zhou Y, Liu W, Huang X, et al. Theoretical study on two-dimensional MoS_2 piezoelectric nanogenerators[J]. Nano Research, 2016, 9(3): 800-807.

[78] Tian H, Tice J, Fei R, et al. Low-symmetry two-dimensional materials for electronic and photonic applications[J]. Nano Today, 2016, 11(6): 763-777.

[79] Herzer G. Grain structure and magnetism of nanocrystalline ferromagnets[J]. IEEE Transactions on Magnetics, 1989, 25(5): 3327-3329.

[80] Wang Z L, Song J. Piezoelectric nanogenerators based on zinc oxide nanowire arrays[J]. Science, 2006, 312(5771): 242-246.

[81] Yang R, Qin Y, Dai L, et al. Power generation with laterally packaged piezoelectric fine wires[J]. Nature Nanotechnology, 2009, 4(1): 34-39.

[82] Choi D, Choi M Y, Choi W M, et al. Fully rollable transparent nanogenerators based on graphene electrodes [J]. Advanced Materials, 2010, 22(19): 2187-2192.

[83] Sangmin L, Sung-Hwan B, Lin L, et al. Super-flexible nanogenerator for energy harvesting from gentle wind and as an active deformation sensor[J]. Advanced Functional Materials, 2013, 23(19): 2445-2449.

[84] Chang C, Tran V H, Wang J, et al. Direct-write piezoelectric polymeric nanogenerator with high energy conversion efficiency[J]. Nano Letters, 2010, 10(2): 726-731.

[85] Fang J, Wang X, Lin T. Electrical power generator from randomly oriented electrospun poly (vinylidene fluoride) nanofibre membranes [J]. Journal of Materials Chemistry, 2011, 21(30): 11088-11091.

[86] Zeng W, Tao X M, Chen S, et al. Highly durable all-fiber nanogenerator for

mechanical energy harvesting[J]. Energy & Environmental Science, 2013, 6(9): 2631-2638.

[87] Fang J, Niu H, Wang H, et al. Enhanced mechanical energy harvesting using needleless electrospun poly(vinylidene fluoride) nanofibre webs[J]. Energy & Environmental Science, 2013, 6(7): 2196-2202.

[88] Yu H, Huang T, Lu M, et al. Enhanced power output of an electrospun PVDF/ MWCNTs-based nanogenerator by tuning its conductivity[J]. Nanotechnology, 2013, 24(40): 405401.

[89] Lang C, Jian F, Hao S, et al. High-sensitivity acoustic sensors from nanofibre webs[J]. Nature Communications, 2016, 7: 11108.

[90] Chang J, Dommer M, Chang C, et al. Piezoelectric nanofibers for energy scavenging applications[J]. Nano Energy, 2012, 1(3): 356-371.

[91] Chen X, Xu S, Yao N, et al. 1. 6 V nanogenerator for mechanical energy harvesting using PZT nanofibers[J]. Nano Letters, 2010, 10(6): 2133-2137.

[92] Chen X, Xu S, Yao N, et al. Potential measurement from a single lead ziroconate titanate nanofiber using a nanomanipulator[J]. Applied Physics Letters, 2009, 94(25): 253113.

[93] Zhang G, Xu S, Shi Y. Electromechanical coupling of lead zirconate titanate nanofibres[J]. Micro & Nano Letters, 2011, 6(1): 59-61.

[94] Chang J, Lin L. Large array electrospun PVDF nanogenerators on a flexible substrate [C]. Proceedings of the 16th International Solid-State Sensors, Actuators and Microsystems Conference, IEEE, 2011, 747-750.

[95] Mandal D, Yoon S, Kim K J. Origin of piezoelectricity in an electrospun poly (vinylidene fluoride-trifluoroethylene) nanofiber web-based nanogenerator and nano-pressure sensor[J]. Macromolecular rapid communications, 2011, 32(11): 831-837.

[96] Kanik M, Aktas O, Sen H S, et al. Spontaneous high piezoelectricity in poly (vinylidene fluoride) nanoribbons produced by iterative thermal size reduction technique[J]. ACS Nano, 2014, 8(9): 9311-9323.

[97] Pan C T, Yen C K, Wu H C, et al. Significant piezoelectric and energy harvesting enhancement of poly(vinylidene fluoride)/polypeptide fiber composites prepared through near-field electrospinning[J]. Journal of Materials Chemistry A, 2015, 3(13): 6835-6843.

[98] Lee J S, Shin K Y, Kim C, et al. Enhanced frequency response of a highly transparent PVDF-graphene based thin film acoustic actuator [J]. Chemical Communications, 2013, 49(94): 11047-11049.

[99] Mccain M L, Sheehy S P, Grosberg A, et al. Recapitulating maladaptive, multiscale remodeling of failing myocardium on a chip[J]. Proceedings of the

National Academy of Sciences of the United States of America，2013，110(24)：9770-9775.

[100] Chien K R，Domian I J，Parker K K. Cardiogenesis and the complex biology of regenerative cardiovascular medicine ［J］. Science，2008，322（5907）：1494-1497.

[101] Feridooni H A，Dibb K M，Howlett S E. How cardiomyocyte excitation，calcium release and contraction become altered with age［J］. Journal of Molecular & Cellular Cardiology，2015，83：62-72.

[102] Bursac N，Kirkton R D，Mcspadden L C，et al. Characterizing functional stem cell-cardiomyocyte interactions ［J］. Regenerative Medicine，2010，5（1）：87-105.

[103] Parker K K，Tan J，Chen C S，et al. Myofibrillar architecture in engineered cardiac myocytes[J]. Circulation Research，2008，103(4)：340-342.

[104] Cvetkovic C，Raman R，Chan V，et al. Three-dimensionally printed biological machines powered by skeletal muscle[J]. Proceedings of the National Academy of Sciences of the United States of America，2014，111(28)：10125-10130.

[105] Kuo P L，Lee H，Bray M A，et al. Myocyte shape regulates lateral registry of sarcomeres and contractility[J]. American Journal of Pathology，2012，181(6)：2030-2037.

[106] Ge D，Liu X，Li L，et al. Chemical and physical stimuli induce cardiomyocyte differentiation from stem cells ［J］. Biochemical & Biophysical Research Communications，2009，381(3)：317-321.

[107] Parker K K，Ingber D E. Extracellular matrix，mechanotransduction and structural hierarchies in heart tissue engineering[J]. Philosophical Transactions of the Royal Society B Biological Sciences，2007，362(1484)：1267-1279.

[108] Sheehy S P，Grosberg A，Parker K K. The contribution of cellular mechanotransduction to cardiomyocyte form and function[J]. Biomechanics and Modeling in Mechanobiology，2012，11(8)：1227-1239.

[109] Wong S，Guo W H，Wang Y L. Fibroblasts probe substrate rigidity with filopodia extensions before occupying an area[J]. Proceedings of the National Academy of Sciences，2014，111(48)：17176-17181.

[110] Oh S，Kim Y，Choi Y Y，et al. Fabrication of vertically well-aligned P(VDF-TrFE) nanorod arrays[J]. Advanced Materials，2012，24(42)：5708-5712.

[111] Wang J，Li H，Liu J，et al. On the $\alpha \rightarrow \beta$ transition of carbon-coated highly oriented PVDF ultrathin film induced by melt recrystallization[J]. Journal of the American Chemical Society，2003，125(6)：1496-1497.

[112] Zhu G D，Zeng Z G，Zhang L，et al. Piezoelectricity in β-phase PVDF crystals：a molecular simulation study ［J］. Computational Materials Science，2008，

44(2): 224-229.

[113] Martins P, Lopes A C, Lanceros-Mendez S. Electroactive phases of poly (vinylidene fluoride): Determination, processing and applications[J]. Progress in Polymer Science, 2014, 39(4): 683-706.

[114] Li M, Wondergem H J, Spijkman M J, et al. Revisiting the δ-phase of poly (vinylidene fluoride) for solution-processed ferroelectric thin films[J]. Nature Materials, 2013, 12(5): 433.

[115] Zhang Q M, Bharti V V, Zhao X. Giant electrostriction and relaxor ferroelectric behavior in electron-irradiated poly (vinylidene fluoride-trifluoroethylene) copolymer[J]. Science, 1998, 280(5372): 2101-2104.

[116] Garcíagutiérrez M C, Linares A, Hernández J J, et al. Confinement-induced one-dimensional ferroelectric polymer arrays[J]. Nano Letters, 2010, 10(4): 1472-1476.

[117] Thakre A, Borkar H, Singh B P, et al. Electroforming free high resistance resistive switching of graphene oxide modified polar-PVDF[J]. RSC Advances, 2015, 5(71): 57406-57413.

[118] He L, Cui B, Jia N, et al. Enhanced β crystalline phase in poly (vinylidene fluoride) via the incorporation of graphene oxide sheets assisted by supercritical CO_2 treatment[J]. Journal of Macromolecular Science Part B Physics, 2016: 503-517.

[119] Liu F, Huo R, Huang X, et al. Crystalline properties, dielectric response and thermal stability of in situ reduced graphene oxide/poly (vinylidene fluoride) nanocomposites[J]. IEEE Transactions on Dielectrics & Electrical Insulation, 2014, 21(4): 1446-1454.

[120] Layek R K, Das A K, Min J P, et al. Enhancement of physical, mechanical, and gas barrier properties in noncovalently functionalized graphene oxide/poly (vinylidene fluoride) composites[J]. Carbon, 2015, 81(1): 329-338.

[121] Shao H, Fang J, Wang H, et al. Robust Mechanical-to-Electrical Energy Conversion from Short-Distance Electrospun Poly (vinylidene fluoride) Fiber Webs[J]. ACS Applied Materials & Interfaces, 2015, 7(40): 22551.

[122] Mokhtari F, Shamshirsaz M, Latifi M. Investigation of β phase formation in piezoelectric response of electrospun polyvinylidene fluoride nanofibers: LiCl additive and increasing fibers tension[J]. Polymer Engineering & Science, 2016, 56(1): 61-70.

[123] Sun B, Long Y Z, Chen Z J, et al. Recent advances in flexible and stretchable electronic devices via electrospinning[J]. Journal of Materials Chemistry C, 2014, 2(7): 1209-1219.

[124] Muhamad N, Masaya K. Fabrication of aligned piezoelectric nanofiber by electrospinning[J]. International Journal of Nanoscience, 2009, 8(3): 231-235.

[125] Lei T, Cai X, Wang X, et al. Spectroscopic evidence for a high fraction of ferroelectric phase induced in electrospun polyvinylidene fluoride fibers[J]. RSC Advances, 2013, 3(47): 24952.

[126] Cozza E S, Monticelli O, Marsano E, et al. On the electrospinning of PVDF: influence of the experimental conditions on the nanofiber properties[J]. Polymer International, 2013, 62(1): 41-48.

[127] Li D, Wang Y, Xia, Y. Electrospinning nanofibers as uniaxially aligned arrays and layer-by-layer stacked films [J]. Advanced Materials, 2004, 16(16): 361-366.

[128] Somnath S, Belianinov A, Kalinin S V, et al. Full information acquisition in piezoresponse force microscopy[J]. Applied Physics Letters, 2015, 107(26): 263102.

[129] Li Q, Jesse S, Tselev A, et al. Probing local bias-induced transitions using photothermal excitation contact resonance atomic force microscopy and voltage spectroscopy[J]. ACS Nano, 2015, 9(2): 1848-1857.

[130] Gannepalli A, Yablon D G, Tsou A H, et al. Mapping nanoscale elasticity and dissipation using dual frequency contact resonance AFM[J]. Nanotechnology, 2011, 22(35): 355705.

[131] Soergel E. Piezoresponse force microscopy (PFM)[J]. Journal of Physics D: Applied Physics, 2011, 44(46): 464003.

[132] Sharma P, Reece T J, Ducharme S, et al. High-resolution studies of domain switching behavior in nanostructured ferroelectric polymers[J]. Nano Letters, 2011, 11(5): 1970-1975.

[133] Walker J, Simons H, Alikin D O, et al. Dual strain mechanisms in a lead-free morphotropic phase boundary ferroelectric [J]. Scientific Reports, 2016, 6: 19630.

[134] Zhou D, Xu J, Li Q, et al. Wake-up effects in Si-doped hafnium oxide ferroelectric thin films[J]. Applied Physics Letters, 2013, 103(19): 192904.

[135] Jesse S, Baddorf A P, Kalinin S V. Switching spectroscopy piezoresponse force microscopy of ferroelectric materials[J]. Applied Physics Letters, 2006, 88(6): 062908.

[136] Sencadas V, Ribeiro C, Bdikin I K, et al. Local piezoelectric response of single poly(vinylidene fluoride) electrospun fibers[J]. Physica Status Solidi, 2012, 209(12): 2605-2609.

[137] 钟维烈. 铁电体物理学[M]. 北京: 科学出版社, 2000: 366-370.

[138] Yang R, Qin Y, Li C, et al. Converting biomechanical energy into electricity by a muscle-movement-driven nanogenerator[J]. Nano Letters, 2009, 9(3): 1201-

1205.

[139] Xi J, Schmidt J J, Montemagno C D. Self-assembled microdevices driven by muscle[J]. Nature Materials, 2005, 4(4): 180-184.

[140] Liu Y, Feng J, Shi L, et al. *In situ* mechanical analysis of cardiomyocytes at nano scales[J]. Nanoscale, 2012, 4(1): 99-102.

[141] Barcohen Y. Skeletal muscle is a biological example of a linear electroactive actuator[J]. Proceedings of SPIE-The International Society for Optical Engineering, 1999, 3669: 19-25.

[142] Iii L D B, Meyers J D, Weinbaum J S, et al. Cell-induced alignment augments twitch force in fibrin gel-based engineered myocardium via gap junction modification[J]. Tissue Engineering Part A, 2009, 15(10): 3099-30108.

[143] Thompson S A, Copeland C R, Reich D H, et al. Mechanical coupling between myofibroblasts and cardiomyocytes slows electrical conduction in fibrotic cell monolayers[J]. Circulation, 2011, 123(19): 2083-2093.

[144] Mccain M L, Lee H, Aratyn-Schaus Y, et al. Cooperative coupling of cell-matrix and cell-cell adhesions in cardiac muscle[J]. Proceedings of the National Academy of Sciences of the United States of America, 2012, 109 (25): 9881-9886.

[145] Choi S W, Kim J R, Ahn Y R, et al. Characterization of electrospun PVdF fiber-based polymer electrolytes[J]. Chemistry of Materials, 2007, 19(1): 104-115.

[146] Liu Z H, Pan C T, Ou Z Y, et al. Hollow cylindrical near-field electrospining high β-phase crystallisation of large PVDF nanofiber array for flexible energy conversion[J]. Sensors. IEEE, 2012: 1-3.

[147] Fuh Y K, Ye J C, Chen P C, et al. Hybrid energy harvester consisting of piezoelectric fibers with largely enhanced 20V for wearable and muscle-driven applications[J]. ACS Applied Materials & Interfaces, 2015, 7 (31): 16923-16931.

[148] Domke J, Parak W J, George M, et al. Mapping the mechanical pulse of single cardiomyocytes with the atomic force microscope[J]. European Biophysics Journal with Biophysics Letters, 1999, 28(3): 179-186.

[149] Chang W T, Yu D, Lai Y C, et al. Characterization of the mechanodynamic response of cardiomyocytes with atomic force microscopy[J]. Analytical Chemistry, 2013, 85(3): 1395-1400.

[150] Chan V, Jeong J H, Bajaj P, et al. Multi-material bio-fabrication of hydrogel cantilevers and actuators with stereolithography[J]. Lab on a Chip, 2012, 12(1): 88-98.

[151] Staples M, Daniel K, Cima M J, et al. Application of micro- and nano-

electromechanical devices to drug delivery[J]. Pharmaceutical Research, 2006, 23(5): 847-863.

[152] Paradiso J A. Systems for human-powered mobile computing[C]. 43rd Design Automation Conference, 2006, 30(5): 645-650.

[153] Hwang G, Byun M, Jeong C K, et al. Flexible piezoelectric thin-film energy harvesters and nanosensors for biomedical applications[J]. Advanced Healthcare Materials, 2015, 4(5): 646-658.

[154] Persano L, Dagdeviren C, Su Y, et al. High performance piezoelectric devices based on aligned arrays of nanofibers of poly (vinylidenefluoride-*co*-trifluoroethylene)[J]. Nature Communications, 2013, 4(3): 1633.

[155] Egusa S, Wang Z, Chocat N, et al. Multimaterial piezoelectric fibres[J]. Nature Materials, 2010, 9(8): 643-648.

[156] Wang F, Mai Y W, Wang D, et al. High quality barium titanate nanofibers for flexible piezoelectric device applications[J]. Sensors & Actuators A Physical, 2015, 233: 195-201.

[157] Swallow L M, Luo J K, Siores E, et al. A piezoelectric fibre composite based energy harvesting device for potential wearable applications[J]. Smart Materials & Structures, 2008, 17(2): 025017.

[158] Mohammadi B, Yousefi A A, Bellah S M. Effect of tensile strain rate and elongation on crystalline structure and piezoelectric properties of PVDF thin films[J]. Polymer Testing, 2007, 26(1): 42-50.

[159] Jiang Z Y, Zheng G P, Zhan K, et al. Formation of piezoelectric β-phase crystallites in poly(vinylidene fluoride)-graphene oxide nanocomposites under uniaxial tensions[J]. Journal of Physics D: Applied Physics, 2015, 48(24): 152-157.

[160] Li L, Zhang M, Rong M, et al. Studies on the transformation process of PVDF from α to β phase by stretching[J]. RSC Advances, 2014, 4(8): 3938-3943.

[161] Baji A, Mai Y W, Li Q, et al. Electrospinning induced ferroelectricity in poly (vinylidene fluoride) fibers[J]. Nanoscale, 2011, 3(8): 3068-3071.

[162] Baji A, Mai Y, Wong S. Effect of fiber size on structural and tensile properties of electrospun polyvinylidene fluoride fibers [J]. Polymer Engineering & Science, 2015, 55(8): 1812-1817.

[163] Lee C, Wood D, Edmondson D, et al. Electrospun uniaxially-aligned composite nanofibers as highly-efficient piezoelectric material[J]. Ceramics International, 2016, 42(2): 2734-2740.

[164] Baniasadi M, Xu Z, Hong S, et al. Thermo-electromechanical behavior of piezoelectric nanofibers[J]. ACS Applied Materials & Interfaces, 2016, 8(4): 2540-2551.

[165] Lund A, Gustafsson C, Bertilsson H, et al. Enhancement of β phase crystals formation with the use of nanofillers in PVDF films and fibres[J]. Composites Science & Technology, 2011, 71(2): 222-229.

[166] Yu L, Cebe P. Crystal polymorphism in electrospun composite nanofibers of poly(vinylidene fluoride) with nanoclay[J]. Polymer, 2009, 50(9): 2133-2141.

[167] Garain S, Jana S, Sinha T K, et al. Design of in situ poled Ce^{3+}-doped electrospun pvdf/graphene composite nanofibers for fabrication of nanopressure sensor and ultrasensitive acoustic nanogenerator[J]. ACS Applied Materials & Interfaces, 2016, 8(7): 4532-4540.

[168] Martins P, Caparros C, Gonçalves R, et al. Role of nanoparticle surface charge on the nucleation of the electroactive β-poly(vinylidene fluoride) nanocomposites for sensor and actuator applications[J]. Journal of Physical Chemistry C, 2012, 116(29): 15790-15794.

[169] Sharma M, Srinivas V, Madras G, et al. Outstanding dielectric constant and piezoelectric coefficient in electrospun nanofiber mats of PVDF containing silver decorated multiwall carbon nanotubes: assessing through piezoresponse force microscopy[J]. RSC Advances, 2016, 6(8): 6251-6258.

[170] Huang L, Lu C, Wang F, et al. Preparation of PVDF/graphene ferroelectric composite films by *in situ* reduction with hydrobromic acids and their properties [J]. RSC Advances, 2014, 4(85): 45220-45229.

[171] Kongkhlang T, Kotaki M, Kousaka Y, et al. Electrospun polyoxymethylene: spinning conditions and its consequent nanoporous nanofiber [J]. Macromolecules, 2008, 41(13): 4746-4752.

[172] Karan S K, Mandal D, Khatua B B. Self-powered flexible Fe-doped rGO/PVDF nanocomposite: an excellent material for a piezoelectric energy harvester[J]. Nanoscale, 2015, 7(24): 10655.

[173] Aqeel S M, Wang Z, Than L, et al. Poly (vinylidene fluoride)/poly (acrylonitrile)-based superior hydrophobic piezoelectric solid derived by aligned carbon nanotube in electrospinning: fabrication, the phase conversion and surface energy[J]. RSC Advances, 2015, 5(93): 76383-76391.

[174] Huang T, Lu M, Yu H, et al. Enhanced power output of a triboelectric nanogenerator composed of electrospun nanofiber mats doped with graphene oxide[J]. Scientific Reports, 2015, 5: 13942.

[175] Ketpang K, Park J S. Electrospinning PVDF/PPy/MWCNTs conducting composites[J]. Synthetic Metals, 2010, 160(15): 1603-1608.

[176] Ra E J, An K H, Kim K K, et al. Anisotropic electrical conductivity of MWCNT/PAN nanofiber paper[J]. Chemical Physics Letters, 2005, 413(1): 188-193.

[177] Dyke C A, Tour J M. Covalent functionalization of single-walled carbon nanotubes for materials applications[J]. Journal of Physical Chemistry A, 2004, 108(51): 11151-11159.

[178] Cadek M, Coleman J N, Ryan K P, et al. Reinforcement of polymers with carbon nanotubes: the role of nanotube surface area[J]. Nano Letters, 2004, 4(2): 353-356.

[179] Dror Y, Salalha W, Khalfin R L, et al. Carbon nanotubes embedded in oriented polymer nanofibers by electrospinning [J]. Langmuir, 2003, 19 (17): 7012-7020.

[180] Betta P G, Bottero G, Cosimi M F, et al. Spinnability and characteristics of polyvinylidene fluoride (PVDF)-based bicomponent fibers with a carbon nanotube (CNT) modified polypropylene core for piezoelectric applications[J]. Materials, 2013, 6(7): 2642-2661.

[181] Chandrakumara G G, Shang J, Qiu L, et al. Tuning the oxygen functional groups in reduced graphene oxide papers to enhance the electromechanical actuation[J]. RSC Advances, 2015, 5(83): 68052-68060.

[182] Chang Z, Yan W, Shang J, et al. Piezoelectric properties of graphene oxide: a first-principles computational study [J]. Applied Physics Letters, 2014, 105(105): 023103.

[183] Zhang J, Wang C, Bowen C. Piezoelectric effects and electromechanical theories at the nanoscale[J]. Nanoscale, 2014, 6(22): 13314-13327.

[184] Lopes A C, Costa C M, Tavares C J, et al. Nucleation of the electroactive γ phase and enhancement of the optical transparency in low filler content poly (vinylidene)/clay nanocomposites[J]. Journal of Physical Chemistry C, 2011, 115(37): 18076-18082.

[185] Lopes A C, Carabineiro S A, Pereira M F, et al. Nanoparticle size and concentration dependence of the electroactive phase content and electrical and optical properties of Ag/poly(vinylidene fluoride) composites[J]. Chem Phys Chem, 2013, 14(9): 1926-1933.

[186] Bhavanasi V, Kusuma D Y, Lee P S. Polarization orientation, piezoelectricity, and energy harvesting performance of ferroelectric pvdf-trfe nanotubes synthesized by nanoconfinement[J]. Advanced Energy Materials, 2014, 4(16): 1400723.

[187] Choi Y Y, Sharma P, Phatak C, et al. Enhancement of local piezoresponse in polymer ferroelectrics via nanoscale control of microstructure[J]. ACS Nano, 2015, 9(2): 1809-1819.

[188] Maji S, Sarkar P K, Aggarwal L, et al. Self-oriented β-crystalline phase in the polyvinylidene fluoride ferroelectric and piezo-sensitive ultrathin Langmuir-

Schaefer film[J]. Physical Chemistry Chemical Physics, 2015, 17 (12): 8159-8165.

[189] Soin N, Boyer D, Prashanthi K, et al. Exclusive self-aligned β-phase PVDF films with abnormal piezoelectric coefficient prepared via phase inversion[J]. Chemical Communications, 2015, 51(39): 8257-8260.

[190] Baji A, Mai Y W, Li Q, et al. Nanoscale investigation of ferroelectric properties in electrospun barium titanate/polyvinylidene fluoride composite fibers using piezoresponse force microscopy [J]. Composites Science & Technology, 2011, 71(71): 1435-1440.

[191] Soin N, Shah T H, Anand S C, et al. Novel "3-D spacer" all fibre piezoelectric textiles for energy harvesting applications [J]. Energy & Environmental Science, 2014, 7(5): 1670-1679.

[192] Xie S, Gannepalli A, Chen Q N, et al. High resolution quantitative piezoresponse force microscopy of BiFeO$_3$ nanofibers with dramatically enhanced sensitivity[J]. Nanoscale, 2012, 4(2): 408-413.

[193] Xu S, Poirier G, Yao N. Fabrication and piezoelectric property of PMN-PT nanofibers[J]. Nano Energy, 2012, 1(4): 602-607.

[194] Bortolani F, Campo A D, Fernandez J F, et al. High strain in (K,Na)NbO$_3$-based lead-free piezoelectric fibers[J]. Chemistry of Materials, 2014, 26(12): 3838-3848.

[195] Jalalian A, Grishin A M, Wang X L, et al. Large piezoelectric coefficient and ferroelectric nanodomain switching in Ba(Ti$_{0.80}$Zr$_{0.20}$)O$_3$-0.5(Ba$_{0.70}$Ca$_{0.30}$)TiO$_3$, nanofibers and thin films[J]. Applied Physics Letters, 2014, 104(10): 103112.

[196] Fuh Y K, Kuo C C, Huang Z M, et al. A transparent and flexible graphene-piezoelectric fiber generator[J]. Small, 2016, 12(14): 1875-1881.

在学期间发表的学术论文

［1］ **Liu X**，Ma J，Wu X，et al. Polymeric nanofibers with ultrahigh piezoelectricity *via* self-orientation of nanocrystals［J］. ACS Nano，2017，11(2)：1901-1910. (第一作者，SCI 收录，检索号：EM5NC，影响因子：13.334)

［2］ **Liu X**，Zhao H，Lu Y，et al. *In vitro* cardiomyocyte-driven biogenerator based on aligned piezoelectric nanofibers［J］. Nanoscale，2016，8(13)：7278-7286. (第一作者，SCI 收录，检索号：DH8QO，影响因子：7.76)

［3］ **Liu X**，Xu S，Kuang X，et al. Ultra-long MWCNTs highly oriented in electrospun PVDF/MWCNT composite nanofibers with enhanced β phase［J］. RSC Advances，2016，6(108)：106690-106696. (第一作者，SCI 收录，检索号：EE1HD，影响因子：3.289)

［4］ **Liu X**，Xu S，Kuang X，et al. Nanoscale investigations on β-phase orientation，piezoelectric response，and polarization direction of electrospun PVDF nanofibers［J］. RSC Advances，2016，6(110)：109061-109066. (第一作者，SCI 收录，检索号：EE1LJ，影响因子：3.289)

［5］ **Liu X**，Deng M，Wang X. Nanoscale domain imaging and local piezoelectric coefficient d_{33} studies of single piezoelectric polymeric nanofibers［J］. Materials Letters，2017，189：66-69. (第一作者，SCI 收录，检索号：EJ5HI，影响因子：2.437)

［6］ **Liu X**，Kuang X，Xu S，et al. High-sensitivity piezoresponse force microscopy studies of single polyvinylidene fluoride nanofibers［J］. Materials Letters，2017，191：189-192. (第一作者，SCI 收录，检索号：EL1TD，影响因子：2.437)

［7］ **Liu X**，Wang X. 3D cardiac cell culture on nanofiber bundle substrates to investigate cell morphology and contraction［J］.

Micromachines，2017，8(5)：147.（SCI 源刊，影响因子：1.295）

[8]　**Liu X**，Chen S，Pu J，et al. A flexible all-solid-state micro supercapacitor and its application in electrostatic energy management system[J]. Journal of Microelectromechanical Systems，2016，25(5)：929-936.（第一作者，SCI 收录，检索号：EE8TC,影响因子：1.939）

[9]　**Liu X**，Wang X，Wu X，et al. The synergistic effect of periodic immunomagnetics and microfluidics on universally capturing circulating tumor cells[J]. Microsystem Technologies，2014，20(7)：1337-1344.（第一作者，SCI 收录，检索号：AK3NQ,影响因子：0.974）

[10]　**Liu X**，Wang X. Cardiomyocytes driven piezoelectric nanofiber generator with anisotropic enhancement [C]. The 30th IEEE International Conference on Micro Electro Mechanical Systems (MEMS 2016)，January 24-28，2016，Shanghai，China，1189-1192.（第一作者，MEMS 领域重要国际会议，EI 收录，检索号：BF4ZH)

[11]　**Liu X**，Wang X，Li S，et al. Energy harvesting using uniaxially aligned cardiomyocytes[C]. The 28th IEEE International Conference on Micro Electro Mechanical Systems (MEMS 2014)，January 26-30，2014，San Francisco，USA，159-162.（第一作者，MEMS 领域重要国际会议，EI 收录，检索号：BC4AO,口头报告,被提名为"优秀论文"）

[12]　**Liu X**，Wang X，Zhao H，et al. Myocardial cell pattern on piezoelectric nanofiber mats for energy harvesting[J]. Journal of Physics：Conference Series，2014，557：012057.（第一作者，EI 收录,检索号：BB8KY)

[13]　**Liu X**，Wang X，Wu X. Periodically oriented motion of magnetic beads for enhanced cell capturing[C]. Optofluidics，2012，Suzhou，China.（第一作者,国际会议）

[14]　Xu S，**Liu X**，Kuang X，et al. A Mxene based all-solid-state microsupercapacitor with 3D interdigital electrode[C]. The 19th International Conference on Solid-State Sensors，Actuators and Microsystems (Transducers 2017)，June 18-22，2017，Kaohsiung，Taiwan.（第二作者，MEMS 领域重要国际会议）

[15]　Kuang X，**Liu X**，Xu S，Wang X. Silicon enclosed in rGO/CNT shell-like scaffold as a micro lithium-ion battery anode[C]．The 19th International Conference on Solid-State Sensors，Actuators and Microsystems（Transducers 2017），June 18-22，2017，Kaohsiung，Taiwan.（第二作者，MEMS 领域重要国际会议）

致　谢

十载筑一梦，本科的四年让我感知了学问，博士研究生的六年让我成为了学问的工匠师，这一切都离不开一路走来遇见的每一位贵人。首先衷心感谢导师王晓红教授视我如己出的精心指导和无私帮助。导师渊博的学识、对待学问严谨的态度和积极向上的生活态度让我受益匪浅，并将伴随我今后的工作和生活，在此向导师表达最诚挚的谢意。

在美国伯克利加州大学机械工程系访问学习的一年里，承蒙林立伟教授和 Song Li 教授的热心指导与帮助，不胜感激。还要特别感谢华中科技大学和武汉协和医院邱雪峰医生在访学期间给予实验上的帮助，以及邱医生的家人给予我生活上的帮助。

特别感谢生物医学工程系的杜亚楠教授和赵辉同学以及实验室的同学，在细胞实验方面给予的帮助。杜老师在心肌细胞培养和表征方面给了我很多有益的指导，特此感谢。

特别感谢材料学院的周慧华老师在 TEM 测试方面给予的指导和帮助，使得研究工作能够快速推进。还要感谢材料学院席小庆老师给我们提供了 PFM 测试平台和实验指导，让我少走弯路。

感谢吴宗霖师兄、王玫师姐和课题组其他成员(卢滢先、陈渐、李四维、周晨、徐思行、匡宣霖等)在科研过程中对我的帮助和支持，以及生活上的帮助。

家是我一切动力的源泉。感谢我的家人——我的妈妈、姐姐、哥哥、妹妹和爱人，以及永远与我们同在的爸爸和奶奶，是他们的爱，让我不畏向前，永远自信和坚强。

本书承蒙国家自然科学基金和清华信息科学与技术国家实验室学科交叉基金资助，特此致谢！

最后以此文纪念我伟大的父亲，您曾说过您一定要来参加我的博士学位授予典礼。当我抬头看见三年前您让妹妹给我装的那罐红糖时，我已不能自已。您用一辈子的时间让我们感受到父爱的厚度，我却从没说出那句——"爸爸，我爱你"。如果时间能倒流，我愿永远做那个和哥哥、姐姐、妹妹一起坐在江边的小姑娘，看着爸爸驾驶着我们引以为傲的轮船回来。